安心家庭

家庭防癌抗癌
饮食指南

胡维勤 ◎主编

黑龙江科学技术出版社
HEILONGJIANG SCIENCE AND TECHNOLOGY PRESS

图书在版编目（CIP）数据

家庭防癌抗癌饮食指南 / 胡维勤主编 . -- 哈尔滨：
黑龙江科学技术出版社，2019.1
　（安心家庭）
　ISBN　978-7-5388-9819-4

　Ⅰ . ①家… Ⅱ . ①胡… Ⅲ . ①癌－食物疗法　Ⅳ .
① R247.1

中国版本图书馆 CIP 数据核字 (2018) 第 129312 号

家庭防癌抗癌饮食指南

JIATING FANG'AI KANG'AI YINSHI ZHINAN

作　　者	胡维勤	
项目总监	薛方闻	
责任编辑	王　研	
策　　划	深圳市金版文化发展股份有限公司	
封面设计	深圳市金版文化发展股份有限公司	
出　　版	黑龙江科学技术出版社	
	地址：哈尔滨市南岗区公安街 70-2 号　邮编：150007	
	电话：（0451）53642106　传真：（0451）53642143	
	网址：www.lkcbs.cn	
发　　行	全国新华书店	
印　　刷	深圳市雅佳图印刷有限公司	
开　　本	685 mm × 920 mm　1/16	
印　　张	13	
字　　数	180 千字	
版　　次	2019 年 1 月第 1 版	
印　　次	2019 年 1 月第 1 次印刷	
书　　号	ISBN 978-7-5388-9819-4	
定　　价	39.80 元	

CONTENTS 目录

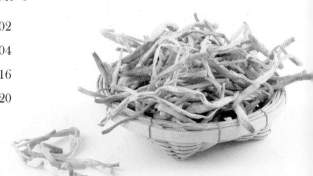

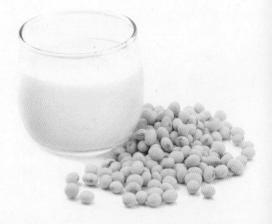

【 第三章 】
常见癌症的饮食调理

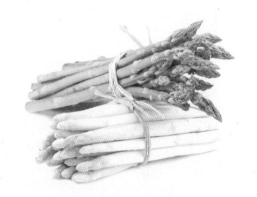

附录 癌症不同治疗阶段的饮食注意

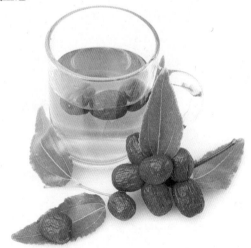

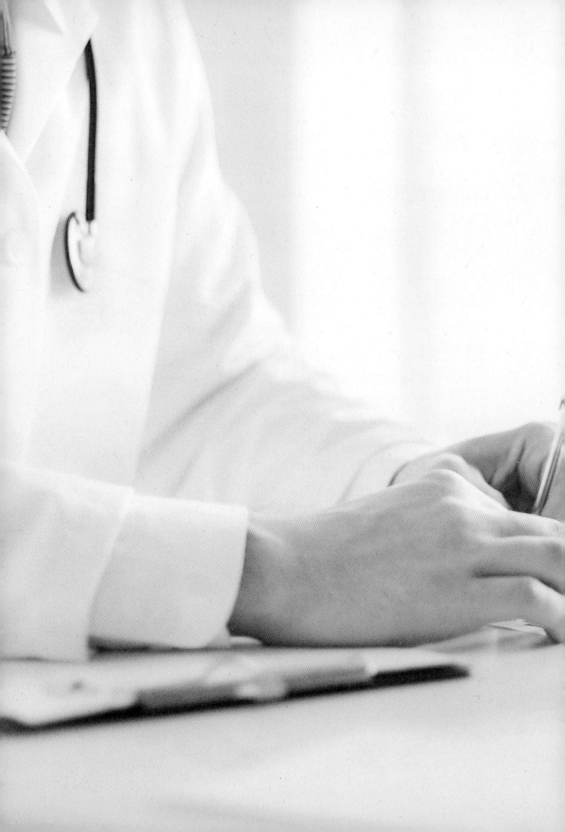

第一章

癌症与我们的饮食息息相关

有人说，一个"癌"字三个"口"，单从字面上不难发现，吃（即饮食）与癌症的形成有着密切的关系。世界卫生组织（WHO）在1997年发布的《世界卫生报告》中指出：不良的饮食习惯和生活方式是造成人类许多慢性病（包括癌症在内）的罪魁祸首。癌症与饮食的密切关系不仅表现在"癌可从口入"，还表现在"癌可从口防"，即通过合理的膳食，保持健康的生活方式，可以有效地降低患癌的风险（据研究显示可减少30%~40%癌症的发生）。

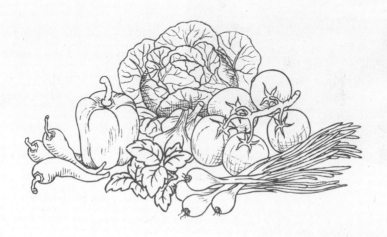

癌症离我们真的很远吗？

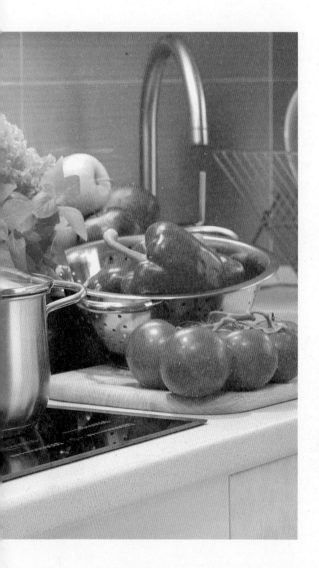

某研究员说："几十年的诊病、治病生涯给我的最大感受是，收治的癌症患者越来越多了，而且是与日俱增，这跟环境的恶化、饮食结构的改变、人类寿命的延长等不无关系。"

可能有人会问：人类癌症发病率的与日俱增跟环境的恶化、饮食结构的改变等等有关可以理解，难道这跟人类寿命的延长也有关系吗？

是的，没错。实际上，癌症发病率的暴增，从某种程度上，可以说是进入现代文明社会以来，人类平均寿命延长的衍生物。据权威资料统计，在 1900 年左右人类的平均预期寿命只有 31 岁，而今时今日，人类的平均预期寿命已达 67 岁。虽然有些癌症不择人之老幼，但是大部分癌症的高发年龄多在 65 岁以后，这是不争的事实。

从《2012 中国肿瘤登记年报》等相关资料来看，癌症的发病率和死亡率与年龄的关系相当密切。

发病率： 40 岁以上年龄组癌症发病率呈快速升高趋势……80 岁年龄组癌症发病率达到最高。城市和农村的变化趋势基本上没有区别。

死亡率： 40 岁以下年龄组癌症死亡率处于较低水平，但男性 45 岁以上、女性 50 岁以上癌症死亡率有较大程度的升高，并且随着年龄的增长而呈升高趋势。60 岁以上的癌症死亡人数占全部癌症死亡人数的 63% 以上，死亡率达 1‰。

举个具体的例子：30 岁左右的女性患乳腺癌的概率是 2.5‰，但 70 岁左右的女性患乳腺癌的概率却高达 11%。

诚如世界知名肿瘤学家罗伯特·阿伦·温伯格（Robert A. Weinberg，曾发现了第一个人类癌基因 ras 和第一个抑癌基因 rb）所说："只要我们活得足够长，早晚都会患上癌症。"

为什么会这样？

首先，每个人体内都有原癌基因，这就表明人人都有患癌的可能性（当原癌基因结构发生改变或过度表达时，就有可能导致细胞癌变）。

其次，"冰冻三尺，非一日之寒"。从体内细胞癌变到癌症形成，往往需要相当长的时间。

所以，现代人寿命延长，患癌的概率也相应增高（流行病学的权威统计称，随着年龄的增长，患癌的概率呈若干次方增高）。

而很多古代人在没等到其体内处于潜伏期的肿瘤细胞发作之前，很有可能就已经死亡了（死于战争、瘟疫、饥饿等）。正如前面所说，在 1900 年左右人类的平均预期寿命只有 31 岁，不知道有多少人还未到而立之年就与世长辞了。

癌症与饮食习惯

　　有人说，一个"癌"字三个"口"，单从字面上看，不难发现，吃（即饮食）与癌症的形成有着密切的关系。世界卫生组织（WHO）在1997年发布的《世界卫生报告》中指出：不良的饮食习惯和生活方式是造成许多慢性病（包括癌症在内）的罪魁祸首。

　　早在1982年，就有相关科研机构得出如下结论："大多数癌症，看来更可能是由生活和饮食习惯所决定的，而不是由于遗传的差异。"

　　因此，我们说"癌从口入"，并非空穴来风。

　　所谓"癌从口入"，可分为两种情况：

　　第一种情况是直接摄入可致癌食物。在日常生活中，不少食物都具有致癌性，而很多人往往都是稀里糊涂地吃进肚里去了。下面就对一些常见的可能致癌食物做一个简单的归纳，朋友们可据此选择少食或不食。

●鱼露

　　鱼露是用小鱼虾为原料，经腌渍、发酵、熬炼后得到的一种味道极为鲜美的汁液，色泽呈琥珀色，味道带有咸味和鲜味。鱼露诱使消化道癌变的主要原因有二：一是鱼露经过较长时间的发酵霉变，滋生了白地霉、串珠镰孢霉、黄曲霉等多种真菌，可直接导致癌变；二是鱼露中食盐含量在30%左右，如果长年食用，大量的硝酸盐和亚硝酸盐被人体吸收，可引起食管及胃的上皮化生和变性而导致癌症的发生。

●霉变的花生、玉米等

　　储存不当的食品都有可能发生霉变，霉变食品有可能存在黄曲霉素。黄曲霉素 B_1 是最危险的致癌物，经常在玉米、花生、棉花种子及一些干果中被检测到，其中以花生和玉米被污染最严重。当人摄入量大时，可引发急性中毒，出现急性肝炎、出血性坏死、肝细胞脂肪变性和胆管增生。若持续摄入微量，可造成慢性中毒、生长障碍，引起纤维性病变，致使纤维组织增生。黄曲霉素是目前已知最强致癌物之一，其致癌强度大，致癌能力比六氯环己烷（六六六）大1万倍。它可诱发多种癌，主要诱发肝癌，还可诱发胃癌、肾癌、泪腺癌、直肠癌、乳腺癌及卵巢、小肠等部位的肿瘤，还可导致妇女妊娠时出现畸胎。

● 隔夜熟白菜

白菜富含维生素，但硝酸盐的含量较高，煮熟后放置过久，由于细菌的作用，使硝酸盐还原成亚硝酸盐。亚硝酸盐进入胃肠道后迅速入血，能使正常的血红蛋白氧化成高铁血红蛋白进而丧失带氧能力，使机体缺氧，引起皮肤、黏膜发绀、青紫等症状，严重危害人体健康。另外，亚硝酸盐是亚硝胺类化合物的前体物质之一，而亚硝胺有致癌作用。

也有研究证实，隔夜菜中亚硝酸盐没有明显上升，长食不会致癌。虽然目前并无任何直接证据表明隔夜熟白菜有可致癌性，但出于营养价值的考虑，还是少吃或不吃为妙。

● 谷类、薯类油炸品

丙烯酰胺，人们更多见于一些化学原料中，是一种可能致癌的物质。但我国卫生部公告称，淀粉类食品在高温（大于120℃）烹调下，就容易产生丙烯酰胺。如果长期低剂量接触，会出现嗜睡、情绪和记忆改变、幻觉和震颤等症状，伴随末梢神经病。丙烯酰胺含量较多的食品依次为薯类油炸食品、谷物类油炸食品、谷物类烘烤食品。其中薯类油炸食品中丙烯酰胺平均含量高出谷类油炸食品4倍。现在临床医学上已有明确结论：常见的胃癌、大肠癌、乳腺癌、卵巢癌的成因都与长期大量食用油炸食品有密切关系。

● 烤焦的肉

高温猛火烹制出的烤焦的肉含有致癌物质苯并芘。经常食用这类食物的人，患胰腺癌的概率会增加60%。而中国的医学研究也证实，任何动物类脂肪烧焦后都会产生有害物质。动物脂肪烧焦后，会产生一种强致癌作用物质，它可与人体的脱氧核糖核酸结合，并引起细胞突发变异，导致癌症的发生。

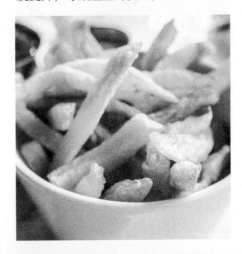

●油炸咸肉

将肉类腌制，是常用的保存食物的一种方式。这类食物本身在制作过程中可能产生如亚硝酸胺等有害物质，再加上如果烹调方法不对，就会威胁人体的健康和安全。例如，腌制过的咸肉是不能直接油炸烹调的。因为咸肉中含有较多的亚硝基化合物，在高温作用下，亚硝基化合物和二甲基亚硫胺等致癌物含量会大量增加，食用后会增加致癌风险。

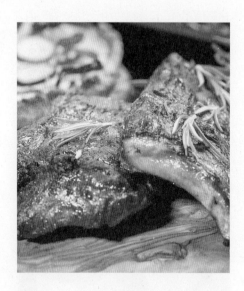

●猪油渣

猪油渣本身就不是健康食品，因为其含有大量的动物脂肪（其脂肪属于饱和脂肪酸），偶尔吃吃无妨，但是多吃不但可引起肥胖，还可使胆固醇升高，导致动脉硬化、高血压和心血管病等疾患。肥猪肉或猪板油在加热时，温度很高，有机物受热后马上分解形成3,4-苯并芘，烧制的时间越长，3,4-苯并芘含量越高。3,4-苯并芘是目前世界上公认的三大致癌物之一。常食用含此类致癌物的食品，可引起癌症，尤其是增加食管癌、胃癌的发病率。除了3,4-苯并芘，烧焦的油渣还会产生焦油、二甲基亚硝胺等致癌物质。虽然没有证据表明吃猪油渣就一定能致癌，但是至少应该注意，多食对身体健康不利。

●酱腌菜

国家质监局公布的调查显示：目前市场上售卖的各种酱腌菜超过半数质量不合格，且多种产品含高倍致癌物质。在抽查中发现，多数食品的苯甲酸、糖精钠等用量严重超标，给消费者的健康带来不利影响。苯甲酸是一种防腐剂，添加到食品中可以抑制微生物的生长，但有较小的毒性。糖精钠（糖精）则是一种无营养型甜味剂，用来增加产品的甜度，食用后对身体无任何益处，且有报道指出长期服食糖精钠可导致膀胱癌。

●劣质速溶咖啡

劣质速溶咖啡在工业化生产过程中，为了增加口感和降低成本往往会使用较为劣质的咖啡豆并添加大量的食品添加剂。因此传统咖啡界普遍认为速溶咖啡不能算作真正意义上的咖啡，充其量只能算作咖啡的替代品。此外，速溶咖啡并没有传统咖啡的保健作用，在经过必需的高温烘烤程序时，速溶咖啡中的氨基酸和糖还会发生反应产生可能致癌的成分。

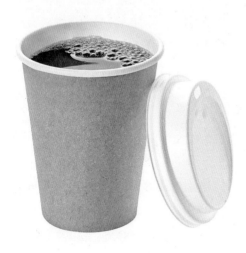

●无根豆芽

无根豆芽是在制发过程中使用了"无根剂""速长王"等生长调节剂生产而成的。速长王的主要成分是6-苄基腺嘌呤（6-BA）、4-氯苯氧乙酸钠（4-CPA）

和赤霉素（GA），具有提高发芽率、调节豆芽根茎生长的作用。但是上述主要成分在一段时间内被认为是造成豆芽有毒的罪魁祸首。2013年9月，农业部农产品质量安全风险评估实验室（杭州）也曾经做过《豆芽中针对6-苄基腺嘌呤残留的膳食风险评估报告》，该报告按照国际上普遍认可的风险评估原理和方法来进行计算。结论指出各类人群的6-苄基腺嘌呤摄入量远低于每日允许摄入量，风险完全可以接受。食品安全博士钟凯认为，6-苄氨基腺嘌呤和4-氯苯氧乙酸钠虽然是人工合成的植物生长调节剂，但都不会对人造成催熟效果，所以此前不少专家说这些植物激素长期大量食用或导致儿童性早熟和妇女生育障碍的说法是毫无根据的。

2015年，国家食品药品监督管理局、农业部、国家卫生和计划生育委员会联合发布了《关于豆芽生产过程中禁止使用6-苄氨基腺嘌呤等物质的公告（2015年第11号）》，其中指出："6-苄基腺嘌呤、4-氯苯氧乙酸钠、赤霉素等物质作为低毒农药登记管理并限定了使用使用范围，豆芽生产不在可使用范围之列，且目前豆芽生产过程中使用上述物质的安全性尚无结论。

由此可见，出于对食品安全的角度考虑，我们应避免购买和食用无根豆芽。

● 含酒精饮料

世界癌症基金研究会表示：有数据证明，酗酒者患舌癌、口腔癌、咽喉癌、食管癌、胃癌、结肠癌、肝癌、胰腺癌、肺癌、乳腺癌和前列腺癌的概率大大增加，其中患食管癌和肝癌的概率最高。肝硬化也是长期大量饮酒的后果之一，而肝硬化是肝癌的发病基础。此外，饮酒不仅会使病情恶化，还能抑制免疫系统，使人失去抵抗能力。特别是长期饮用烈酒，很有可能促发癌细胞生长，诱发恶性肿瘤。另外，酒精可以刺激垂体的分泌，加快细胞分裂的速度，增加癌症发生的易感性。

假若难以做到滴酒不沾，那么请参考世界癌症研究基金会的建议：男士每天不应饮用多于两杯的酒精饮品，而女士应以一杯为限。以一杯酒精饮品含有 10 ～ 15 毫升酒精计算，相当于饮用 280 毫升的啤酒（含酒精度在 3.5%~5.5% 之间）、125 毫升的葡萄酒（酒精度在 8%~12% 之间）或 25 毫升（酒精度在 40%~60% 之间）的烈酒。

● 蕨菜

研究表明，蕨菜中含有的与癌症有关的物质叫"原蕨苷"。这种物质在蕨的各部分中都有，而人吃的蕨菜——蕨的幼嫩部分中的含量更高。另据世界各国进行的关于"蕨菜致癌"的试验研究表明，蕨菜可使大鼠诱发肠肿瘤、乳腺肿瘤、膀胱癌、肺腺癌、白血病等。而国内知名营养学家、食品科学博士范志红则认为"蕨菜致癌"其实危险就在于长期、大量地消费某些食物。毕竟人体有自我调整的作用，食物不是毒药，少量消费，偶尔消费，未必会产生多大的危险。加工的方法不同，吃的数量不同，效果都会很不一样。

值得庆幸的是，新鲜的蕨菜又苦又涩，所以人们一般会把新鲜蕨菜用草木灰、碱水或焯烫法进行处理。而经过这样的处理，会大大降低其致癌物的含量。

● 泡菜

泡菜与杀虫剂 DDT 一样，被世界卫生组织国际癌症研究机构（IARC）列入"可致癌物第二级 B 类"名单中。2009 年的一篇综述文章总结了在亚洲进行过的各种研究，文章指出：经常食用泡菜的人罹患食管鳞状细胞癌的概率提高了约 2 倍。同时多数泡菜含有大量的钠，这种物质被广泛认为会增加罹患胃癌的风险。

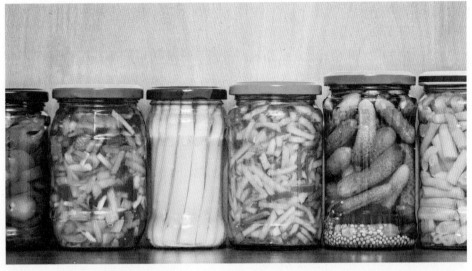

●香烟

目前已经证实，烟草烟雾中主要的有害成分包括至少 69 种已知的致癌物。日本山梨大学研究人员检测了日本 5 种香烟的烟雾成分，并将其中含有的有毒物质换算成足以致病的二噁英的值。结果发现，一支香烟中含有的有毒化学物质是日本规定的二噁英一日摄取量基准值的 100 ~ 200 倍。香烟烟雾中含有大量二噁英等有毒物质，这些物质可能是吸烟易致癌的重要原因。

●电子烟

近年来市场上出现了一种电子香烟，不用点燃就可以让人"过瘾"。但这种香烟并不像宣称的那样无害，德国卫生部

门提醒公众，切勿低估电子香烟的危害，并告诫消费者停止购买这种"香烟替代品"。德国联邦健康教育中心研究者指出，人们从电子香烟中吸入的气体中近 90% 为丙二醇，这种化学物质可在短时间内刺激呼吸道。除已知的乙醇、丙三醇、香精外，美国研究人员还曾在部分电子香烟中检测出致癌物亚硝胺。由于生产企业通常不注明电子香烟的尼古丁溶液成分，消费者由此面临的健康风险则难以估量。巴西、阿根廷等国家甚至已明令禁止销售电子香烟。

●槟榔果

由来自 7 个国家的专家组成的一个工作组，对于咀嚼槟榔果和槟榔制品的致癌影响以及一些与槟榔果相关的亚硝

酸制剂再次进行了评估。研究发现，经常嚼食槟榔能导致口腔黏膜下层纤维化（一种并发癌症的前期症状，严重时可以恶化成为恶性口腔肿瘤）。工作组同时认定，槟榔果对人体有致癌作用（一类致癌物质）。其依据在于，现有充分证据来自于动物试验、对于人体口腔黏膜下层的诱发作用，以及极有说服力的生理学证据。槟榔制品与烟草混用或者不混用的效果在国际癌症研究中心专著计划附录7（1987年出版）中已做评估，其依据在于，当时已有的证据充分显示，人体口腔癌的发病风险会因此而上升，而对于实验动物的致癌可能性也有有限证据。

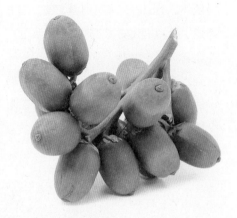

●烂姜

生姜不仅可做调料，还是传统治疗恶心、呕吐的中药，有"呕家圣药"之誉。有人认为"烂姜不烂味"，这种说法是没有科学依据的，也很危险，因为腐烂的生姜会产生毒素，严重时会导致肝癌和食管癌的发生。

●鸡屁股

鸡屁股是指鸡的肛门与其上方突状物之间的腺体腔，除了含有大量脂肪外，还聚集着无数个淋巴小结，学名称为"腔上囊"。鸡吃了一些污染毒物，例如杀虫剂杀死的虫体、散落在马路上被污染的粮食、沥青或车辆废气中的致癌物质，或饲料内有致癌物质，经消化吸收以后，被巨噬细胞吞噬送到囊内储存，这些致癌物质不能排出体外，时间一长，鸡屁股就成了贮存病毒、病菌的大仓库，即使煮熟了这些毒素仍不能被破坏。

●用报纸包裹的食物

报纸与食物"亲密接触"后，会有部分重金属铅以及致癌物苯并芘"转移"。虽然是否会"转移"以及到底"转移多少"等，并未得到检测的认证，但是从食品安全的角度而言，最好还是不要使用报纸等油墨印刷品来包裹食品，尤其是直接入口的食品。

●添加苏丹红的食物

苏丹红是一种化学染色剂，并非食品添加剂。它的化学成分中含有一种叫萘的化合物，该物质具有偶氮结构，这种化学结构的性质决定了它具有致癌性，对人体的肝肾器官具有明显的毒性作用。苏丹红有Ⅰ、Ⅱ、Ⅲ、Ⅳ号四种，经毒理学研究表明，苏丹红具有致突变性和致癌性，苏丹红Ⅰ号在人类肝细胞研究中显现可能致癌的特性，在我国被禁止使用于食品中。国际癌症研究机构（IARC）将苏丹红Ⅰ号归为三类致癌物，即动物致癌物，主要基于体外和动物试验的研究结果。苏丹红的主要"藏身之地"有非正规生产的辣椒酱、辣椒油、辣椒粉、红心鸭蛋。另外某些产品如香肠、泡面、熟肉、馅饼、调味酱等也可能存在苏丹红。

●兰香子

兰香子（学名明列子），虽然只是一种植物种子，甚至有相当悠久的食用历史，不过这并不能得出食用它"绝对安全"的结论。1981年世界粮农组织和世界卫生组织的食品添加剂联合专家委员会（JECFA）确认兰香子中有种叫

estragole的成分会直接导致肝癌。兰香子中所含有的这种叫作estragole的物质，通常被翻译成"蒿脑"或者"草蒿脑"。有科学实验组用这种物质来喂老鼠，结果发现某些老鼠的肝脏出现了癌变，科学家们怀疑这是蒿脑的代谢产物导致的。人在食用了蒿脑之后，尿液中也能检测到这种代谢产物的存在。欧盟调味品专家委员会（CEFS）对estragole的结论如下：现有数据证明estragole是一种自然产物，对长期接触或反复使用后的实验动物有基因毒性和致癌性。不过，这些研究都还比较初步，对人是否有同样的致癌作用，多大的剂量才会产生致癌作用，还无从判断。兰香子在欧美国家传统上是作为调料使用的，用量

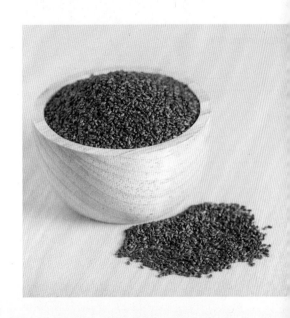

不会很大。然而，当用它来"减肥"的时候，其中的蒿脑含量或可达到"有害"的程度。因此，为了安全起见，还是尽量不食或少食为妙。

●被污染的水

被污染水中的致癌物归纳起来有5类，即微生物颗粒、放射性核素、固体微粒、无机溶解物和有机化学制品。相关权威人士表示，地下水被污染后，导致了癌症村频繁出现，中国癌症村的数量超过了200个。除了被污染的地下水可致癌外，家中常用的自来水也有致癌的可能性。这是因为目前国内市场上水龙头最主要的基材是铜或者合金材料，在电镀等表面处理工艺中，又使用了大量的铅、铬等重金属元素。这些重金属元素在日后漫长的使用过程中会渐渐析出，溶解在自来水中。正常情况下，析出铅等重金属的问题并不严重，不过仍须引起高度重视，因此在使用水龙头接水时，最好放掉第一段水。

●含有酚酞的减肥茶

酚酞是一种酸碱显示剂，也是具有医药用途的轻泻剂。酚酞过量或长期滥用时可造成电解质紊乱，诱发心律

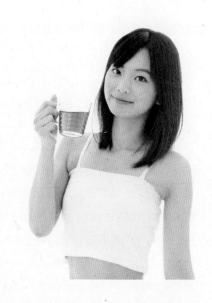

失常、神志不清、肌痉挛以及倦怠无力等症状。关于酚酞致癌的数据，主要是基于大鼠和小鼠的试验结果，而且用量是高剂量，用这个来推断对人类致癌性有待考证。不过也有证据表明，其可使癌症风险轻微增加。出于对其长期应用安全性的担心，含有酚酞的产品在很多国家都已撤市。

●口香糖

美国卫生健康报告对市面上几种知名品牌的口香糖中的共有成分进行了调查，其中就包含了阿斯巴甜、二丁基羟基甲苯、钙酪蛋白胨钙磷酸盐、胶基和二氧化钛这五种过量摄入可能诱发癌症的成分。虽然嚼口香糖可帮助缓解紧张

和集中注意力，但鉴于其成分潜在的致癌危险，还是提醒喜欢嚼口香糖的朋友们要警惕。

●人造奶油

现在市场上的奶油大部分是人造奶油。人造奶油虽是国家允许使用的食品原料，但它是植物油经过氢化后制作而成，会产生反式脂肪酸。反式脂肪酸长期超量积累，会诱发肿瘤（乳腺癌等）、哮喘、2型糖尿病等疾病；怀孕妇女过多食用，会影响胎儿体重等发育指标。中国消费者协会呼吁：长期食用人造奶油可能致癌，焙烤食品的加工者和销售者有义务在产品上清楚明确地标注，所使用奶油是人造奶油还是天然奶油。

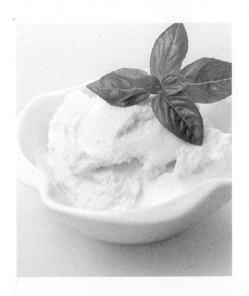

●油条

一些小贩为了节省成本，经常用"老油"炸油条。所谓"老油"是指在烹饪过程中被反复多次，甚至几十次、几百次对食物进行煎炸的食用油。研究发现，食用油经反复多次加热（250℃）后，不饱和脂肪酸和饱和脂肪酸等营养成分被破坏殆尽，但酚类、酮类和其他有害有机化合物的种类和数量却大大增加，其中多环芳烃等致癌物也开始形成。此外，大多数商贩在制作油条时还常常加入疏松剂——明矾。明矾中含有大量的铝，人体对铝摄入量增加会损害神经系统。

●香肠、火腿等加工肉制品

香肠、火腿等加工肉制品，制作过程中常常会添加硝酸盐类物质来防止食物腐败。人们食用之后，大部分的硝酸盐类物质会随着尿液排出，少量会在胃的酸性环境中形成亚硝胺。亚硝胺是强致癌物，人群中流行病学调查表明，人类某些癌症，如胃癌、食管癌、肝癌和膀胱癌等可能与亚硝胺有关。过量或长期食用，可能会增加致癌概率。若是少量食用，也要注意尽量避免与富含胺类的鱿鱼、干贝等海鲜一起食用。

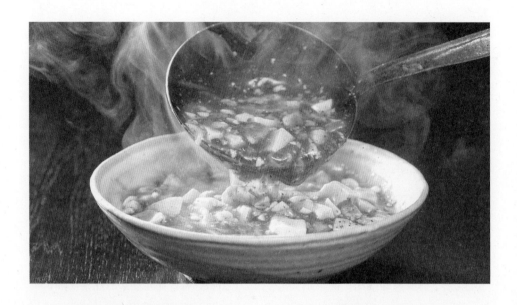

●过烫的食物

食管癌的诱发因素很多，其与患者爱吃过烫的食物有一定的关系。食管腔最里面的一层是黏膜上皮层，又薄又软，直接同食物接触，因此最容易受到各种食物的刺激。过烫的食物在通过食管接触黏膜上皮时会损坏它，使其发生破损、溃烂、出血。但是，黏膜上皮有增生和自我修复的功能，很快会让破损、溃烂、出血的部位恢复如初。如果这种损害经常发生，不断刺激黏膜上皮，黏膜在反复的增生中，就会出现一些变异的细胞，而逐渐累积形成癌细胞，直接诱发食管癌。

●避孕药

国际癌症研究中心认为，大约10%的育龄女性服用避孕药会增加患癌的风险，且诱发癌症的种类也远远超过预想。避孕药主要致癌可能性是引起乳腺癌和子宫内膜癌，其机制是避孕药里存在的激素产生作用所致。

●含镉大米

金属镉被国际癌症研究机构列为强致癌物质，其主要可致癌性是引起肺癌。动物实验也证实，镉粉尘或镉化合物是诱发肺癌的一个因素。大米中的镉污染主要跟农作物的种植地被污染有关，植物吸收了土壤中的镉，可使农作物中镉含量增高。水生动物吸收了水中的镉，可使动物体中镉含量升高。人体长期摄入含镉大米会导致癌症，低剂量摄入也对健康有害。

●精制糖类食物

流行病学和实验研究的证据提示，精制糖（特别是蔗糖）含量高的膳食可能增加结肠癌和直肠癌的危险性。当精制糖或富含精制糖的食物摄入量每天增加到 60 克时，结肠癌、直肠癌和腺瘤性息肉的危险性增加 1 倍多。还有研究表明，糖的摄入量增加与胰腺癌和乳腺癌的危险性增加有关。

●添加有吊白块的食物

吊白块又称雕白粉，化学名称为二水合次硫酸氢钠甲醛或二水甲醛合次硫酸氢钠，为半透明白色结晶或小块，易溶于水。它在高温下具有极强的还原性，有漂白作用。吊白块主要用于橡胶工业丁苯橡胶聚合活化剂、印染印花工艺漂白剂、感光照相材料相助剂、日用工业漂白剂以及医药工业等。吊白块是一种强致癌物质，对人体的肺、肝脏和肾脏损害极大，普通人经口摄入纯吊白块 10 克就会中毒致死，国家明文规定严禁在食品加工中使用该物质。其主要的"藏身之地"有单晶冰糖、面粉、面筋、豆腐、腐竹、豆皮、米粉、鱼翅、糍粑等。

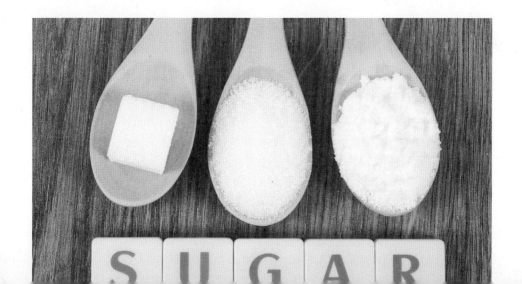

防癌要调整饮食结构

癌症与饮食的密切关系不仅体现在"癌可从口入",还体现在"癌可从口防",即通过合理的膳食可以降低患癌的风险(减少30%~40%癌症的发生),如适量地多吃些蔬菜、水果、谷物等就是其中至关重要的一项。因此,世界癌症研究基金会(WCRF)专家组建议每人每日至少吃5份(每份至少80克)不同种类的非淀粉类蔬菜和水果,且每餐都吃相对未加工的谷类和/或豆类。

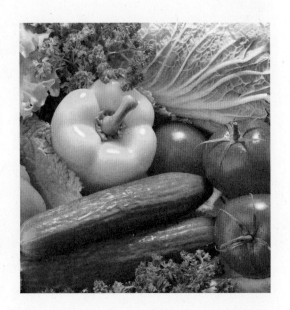

●蔬菜

蔬菜富含多种维生素,对于人体健康十分有益。最重要的是,蔬菜(尤其是非淀粉类蔬菜)有着很好地预防癌症的作用(指能在一定程度上降低患癌风险)。

世界癌症研究基金会(WCRF)(《食物、营养、身体活动和癌症预防》)报告认为,蔬菜(尤其是非淀粉类蔬菜)"很可能"能够预防口腔癌、咽癌、喉癌、食管癌、胃癌;有限的证据证明,它还能够预防鼻咽癌、肺癌、结肠/直肠癌、卵巢癌、子宫内膜癌。

蔬菜中的相关抗癌成分,详见下表。

相关信息 抗癌成分	简介	抗癌机制
类胡萝卜素	类胡萝卜素是一类重要的黄色、橙黄色或红色的天然色素的总称，对人体较为重要的有 β-胡萝卜素、γ-胡萝卜素、番茄红素、叶黄素、玉米黄质及 β-隐黄素等。	一般认为类胡萝卜素的抗癌活性与其抗氧化活性有关。类胡萝卜素通过淬灭，清除自由基或作为断链抗氧化剂对抗自由基中介的脂质超氧化反应，保护脂质免于过氧化。而且，类胡萝卜素对某些致癌剂如 B(a)P 的基因毒还有拮抗作用。此外，类胡萝卜素的增强机体免疫功能、对转录的调节功能、与其他植物性营养素的协调作用等，亦与其抗癌作用有着重要关系。
叶酸	叶酸（folic acid）也叫维生素 B_9，是一种水溶性维生素。其名字来源于拉丁文 folium（意为叶子），由米切尔（H.K. Mitchell）及其同事首次从菠菜叶中提取纯化出来。	目前在一些癌症中发现，DNA 甲基化异常会导致基因的异常表达。而叶酸则在 DNA 合成和甲基化中发挥重要作用。
维生素 B_6	维生素 B_6 是 B 族维生素的一种，在食物中分布较广，同氨基酸代谢有密切的关系。	维生素 B_6 和叶酸、维生素 B_{12} 一起参与一碳单位代谢，对于 DNA 的合成、修复和甲基化十分重要。
维生素 C	维生素 C 是一种水溶性维生素。若缺乏易致坏血病。	维生素 C 可以捕获自由基和活性氧分子，从而阻止脂质过氧化、减少硝酸盐并刺激免疫系统。而且，维生素 C 能使其他抗氧化维生素再生。此外，维生素 C 还能抑制致癌物的形成。
维生素 E	维生素 E 是一种脂溶性维生素（溶于脂肪和乙醇等有机溶剂中），又称生育酚，是最主要的抗氧化剂之一。由"生育酚"这三个字的字面意可知，其对人体的生殖发育有着重要的影响。	早在 1992 年就有中国学者在《癌症》杂志上发表了题为《维生素 E 的防癌抗癌作用》的综述，将维生素 E 的癌症预防作用归纳为以下几方面：①抑制癌细胞分裂增殖；②诱导癌细胞向正常细胞"逆转"分化；③提高机体免疫力；④清除自由基等致癌因子，保护正常细胞，预防癌症。
硒	硒和维生素 E 都是抗氧化剂，二者相辅相成，可防止或减缓因氧化而引起的衰老、组织硬化；并且它还具有活化免疫系统、预防癌症的功效，是人体所必要的微量矿物质元素。	从天然食物中摄取少量的硒元素对人体健康是必要的（过多反而有害）。而膳食缺乏硒，则会导致硒蛋白无法表达。人体内有四种硒蛋白属于谷胱甘肽过氧化物酶，这种酶能够阻止脂质、脂蛋白和 DNA 的氧化损伤。如果缺硒，这些酶会在硒耗竭后迅速降解。
膳食纤维	膳食纤维是一种不能被人体消化的糖类，可分为两个基本类型：水溶性纤维与非水溶性纤维。纤维素、半纤维素和木质素是三种常见的非水溶性纤维，存于植物细胞壁中；而果胶和树胶等属于水溶性纤维，多存在于自然界的非纤维性物质中。	其防癌机制主要体现在：①降低大肠中致癌物的浓度；②缩短肠腔内毒物通过的时间，减少致癌物和组织间的接触时间；③影响某些致癌或前致癌物的产生；④调节内分泌系统等。

上表罗列的是蔬菜中有一定防癌作用的营养成分，而这些营养成分的防癌作用，也是被世界癌症研究基金会所认可的。

大家也不必刻意去了解哪些蔬菜膳食纤维含量高些，哪些蔬菜维生素 C 含量高些，哪些蔬菜类胡萝卜素含量多些……因为对于大家来说，无论是日常饮食，还是特意制作的"防癌抗癌餐"，都贵在饮食均衡。由于某一类蔬菜（或食物）含有的某一类抗癌成分高些，就拼命地吃这一类蔬菜（或食物），实非明智之举。一来容易造成营养不均衡，二来很多蔬菜（或食物）相互之间在某种程度上可能存在着协同作用。

除了之前表中所罗列的营养成分外，蔬菜中的植物化学物（如异硫氰酸盐、二硫醇硫酮、吲哚、叶绿素、类黄酮、烯丙基硫化物和植物雌激素等），也可以通过多种机制影响癌症生成或发展，如抗氧化活性、修饰解毒酶、刺激免疫系统、抑制细胞增殖和 / 或调节类固醇激素水平和激素的代谢。

●水果

除了蔬菜，多食用水果对于降低患癌风险也有一定的作用。上文所提到的世界癌症研究基金会关于癌症预防的报告中，更是明确指出：水果"很可能"能够预防口腔癌、喉癌、咽癌、食管癌、胃癌；有限的证据提示水果能够预防鼻咽癌、胰腺癌、肝癌、结肠/直肠癌；而有关水果能够预防肺癌发生的证据则"很充分"。

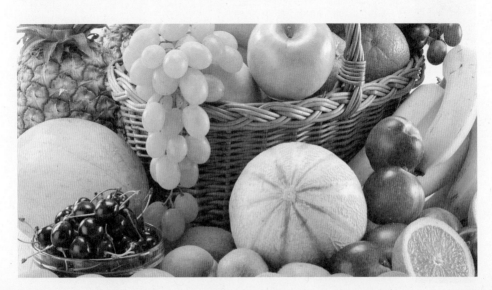

水果中的主要抗癌成分有膳食纤维、硒及具有抗氧化性的维生素（如维生素C）等，跟蔬菜类似，故不再罗列。

●谷类

谷类是一些禾本科植物的种子，主要有大麦、稻谷、玉米、小米、高粱、小麦、燕麦和黑麦。在某些国家，谷类也指用谷类和其他成分制成的干食品，通常和牛奶一起用作早餐。谷类，尤其是粗粮和杂粮等，对于防癌（如结肠癌、直肠癌、食管癌）有着积极的作用，因为其含有丰富的膳食纤维。关于膳食纤维的具体防癌机制可见"蔬菜"小节中的介绍，这里就不赘述了。

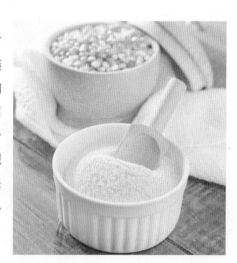

●FDA认证

美国食品与药品管理局（FDA），是食品、药品领域绝对权威的管理机构，而"FDA认证"也成了世界食品、药品领域的最高检测标准，一旦获得美国食品与药品管理局（FDA）认证，则标志着相应的食品或药品有着切实的效用和较高的安全性。对于蔬菜、水果和谷类的防癌作用，美国食品与药品管理局（FDA）也给予了肯定。

含纤维的谷类、水果和蔬菜：谷类、水果和蔬菜等含纤维成分的低脂饮食可以降低某些癌症发生的风险（注：癌症的发生与多种因素有关）。

富含全谷和其他植物成分，并且饱和脂肪和胆固醇含量低的饮食：可以降低心脏疾病以及某些癌症发生的风险。

水果蔬菜和癌症：水果、蔬菜等低脂饮食（水果、蔬菜脂肪含量低，大部分含有膳食纤维和维生素A、维生素C）可以降低某些癌症的风险（注：癌症的发生与多种因素有关）。西蓝花含有大量维生素A、维生素C，也是膳食纤维的良好来源。

防癌抗癌，规避误区

●服用大剂量维生素

有些病人听说维生素 A、维生素 C 及其化合物有预防肿瘤的作用，就大剂量服用这类营养品。其实这是没有根据的。维生素 A、维生素 C 及其化合物，对于癌症的作用主要是用于预防（动物实验）而不是治疗。任何大剂量的维生素对治疗肿瘤均无好处。实际上，我们日常饮食就有足够的维生素摄入，不必另外服用维生素制剂。对于那些不能摄入平衡饮食的病人，则应根据需要配制特殊食品。

●行饥饿疗法

"饥饿疗法"不仅不能改善病情，反而会由于营养不良而加重病情。营养不良的病人在接受放、化疗时，其不良反应往往比营养状况较好的病人严重，同时营养不良的病人常常免疫功能低下，容易并发各种感染，使身体很快衰竭。有人认为，肿瘤病人吃得好（除长期过量摄入蛋白质或摄入过量高盐、高糖、高脂肪食物外），肿瘤也会长得快，这是没有科学依据的。

●对"发物"敬而远之

所谓的"发物"，从肉类、奶类、蔬菜类、瓜果类到调味品，无所不包，几乎每种食物都有多种说法，让人不知所措。发物禁忌在饮食养生和饮食治疗中都具有重要意义，在通常情况下发物也是食物，适量食用对大多数人不会产生副作用或引起不适，只是对某些特殊体质以及与其相关的某些疾病才会诱使发病。

●只吃蔬菜不吃肉

某些癌症病人，知道自己体质不适宜摄入太多的动物蛋白，便给自己制定了苛刻的饮食计划——只吃蔬菜不吃肉。这样是不对的，因为即使是癌症病人，也需要一定的动物蛋白，如果缺乏，抵抗力必然下降，并发症会随之增多。只要将红肉摄入量控制在一定范围内，美味和健康仍可兼得。另外，白肉特别是鱼类对于癌症病人也是必不可少的。癌症病人的饮食，应以均衡营养为原则，适量的谷类、肉类、蔬果类都是必需的，单一摄入某类食物，必然导致营养供给不足。

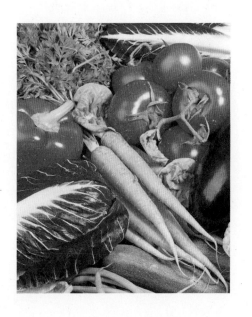

●水果当主餐

水果只是平衡膳食的一部分而不是全部，健康成人每天水果的摄入量应该是200~400克，相当于2~3个苹果、橙子或香蕉。有些水果含糖量较高，有些水果含膳食纤维丰富。水果虽有充饥作用，但其蛋白质和脂肪含量很低，不能维持机体的正常代谢，因此不宜代替主餐。

●越贵的菌类越能抗癌

含香菇多糖的菌类被证实有抗癌的功效，所以建议癌症患者在饮食中适当摄入一些香菇、平菇等菌类，但没有证据说食用贵的菌类比寻常的有效。因为它的"贵"主要体现在"物以稀为贵"，并非表现在营养价值上。与之类似，有些患者家属会一味地给患者购买进口水果食用。其实各种水果的抗氧化能力都类似，进口水果反而会因其运输周期长等因素不如本地水果新鲜。所以，只要保证新鲜果蔬的摄入，并注意种类的多样化，都对患者有益，并非越贵越好。

● 食物趁热吃

老话讲"东西趁热吃"，生活中有很多人确实喜欢进食滚烫食物。殊不知，这种长年累月不正确的饮食习惯将增加罹患食管癌的风险。因为人的食管内壁是由黏膜组成的，十分柔嫩，只能承受 50 ~60 ℃的温度，超越这个温度，食管的黏膜就会被烫伤。长此以往,容易诱发黏膜质的变化。若是癌症病人长期吃过烫的食物，很容易损伤食管黏膜，造成吞咽困难，严重时导致营养不良，甚至是病情恶化。

● 乱服蛋白粉

癌症患者好食蛋白粉，似乎是一种常见现象。笔者认为，除非体质特别差，或患消化道肿瘤，一般来说，最好是少吃或者是不吃蛋白粉。若癌症患者体能消耗大，需适当补充蛋白质，可从食物中摄取，而不用冒着使病情恶化的风险，乱服蛋白粉。

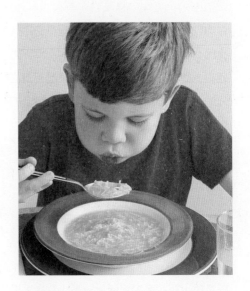

● 保健品治疗癌症

随着饮食结构的改变和环境的恶化，患癌的人越来越多。一个家庭只要有一个癌症患者，全家人都如逢末日。此时，各种各样号称能够治疗癌症的信息就会趁机通过各种渠道涌向患者和家属。这些"灵丹妙药"当中，号称能够"治疗"癌症的保健品最具诱惑力。癌症患者和家属期望能找到一种既无毒副作用、不增加患者痛苦，又能有效控制病情，甚至能治愈癌症的药物。这些所谓的生产抗癌保健品的企业，正是迎合了癌症患者和家属的心理，通过各种媒介放大常规放、化疗的毒副作用，同时大肆宣传保健品在癌症治疗当中的作用，从而导致盲目相信抗癌保健品的患者越来越多。笔者在此郑重提醒各位癌症病友：不要盲目听信一些保健品的"神奇功效"，如灵芝孢子粉、人参皂苷Rh2、富硒胶囊等。因为保健品并非药物，抗癌之说不可信。客观地来说，保健品虽然对改善癌症患者体质有一定作用，但绝不是必不可少的，绝对不能代替规范化、个体化的综合治疗，也不能代替中医治疗。在我国允许使用的保健品的18项功能里，并没有抗癌、防癌功能，只有抗氧化、辅助降血脂、降低血糖、有助于改善睡眠等作用。

●只要多喝汤就可补充营养

在医院住过院的人，经常可看到病人家属来医院探望病人时拎着一罐滋补汤或者老火靓汤。对于癌症患者来说，吃汤品确实是不错的选择，但是不能光喝汤，汤渣也得一并吃掉。"喝汤就行，汤渣不想吃就算了！"家属通常这样跟病人说，因为很多人以为精华都溶解在汤里了。其实汤里面的营养物质很少，不到食材总营养的10%。如无特别不适，癌症病人最好是喝汤后连汤渣一起吃完。不过，很多癌症病人如食管癌、肺癌患者或者放疗期间的病人常有吞咽困难的问题，所以吃汤渣对于他们来说确实是"难以下咽"。那么这类病人如何做到营养均衡呢？对于吞咽有困难的病人，可以通过改变食物的质地，如将粮豆类、肉类、多种蔬菜一起打碎后熬成粥，或将食物炖烂后食用，这样更便于病人吞咽、消化食物和吸收营养。

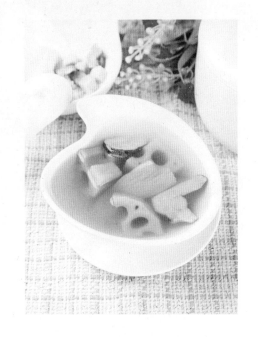

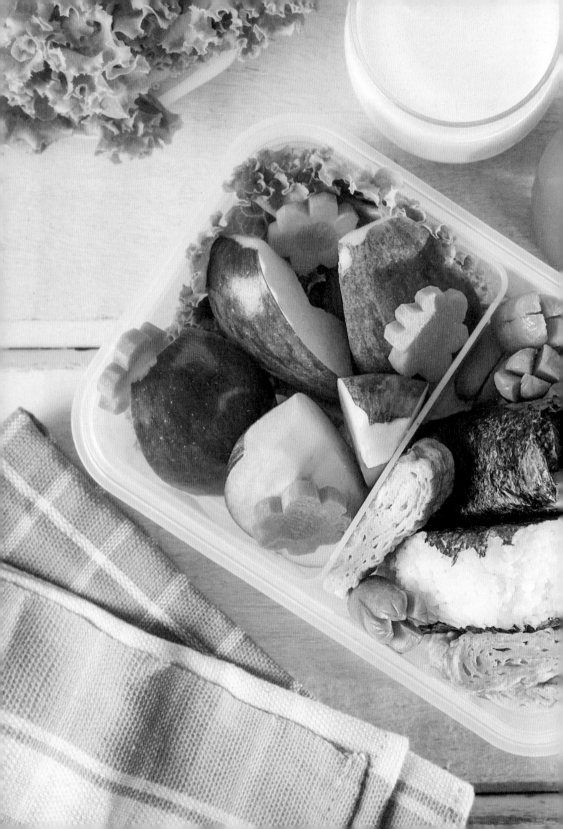

第二章

防癌抗癌，家庭饮食这么吃

　　世界癌症研究基金会，美国癌症研究所的报告指出：随着时间的推移，通过合理饮食、摄入营养、有规律地进行身体活动及避免肥胖能预防30%~40%的癌症。从全球角度来讲，这代表每年可通过这些方式预防300万~400万例癌症发生。但需注意的是，癌症的发生是多种因素综合作用的结果，没有任何一种单一的食物能够保护人们不得癌症。因此，饮食均衡对于癌症的防治具有积极意义。

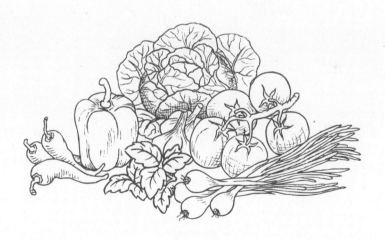

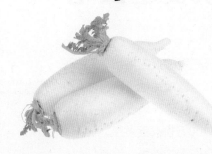

蔬菜菌菇类

白萝卜

🩹 防癌功效

根据营养学家分析，白萝卜生命力指数为5.5555，防病指数为2.7903。迄今为止，白萝卜种植已有千年历史，其在饮食和中医食疗领域有广泛应用。白萝卜含有的木质素，能提高巨噬细胞的活力，吞噬癌细胞；还能诱使人体自身产生干扰素，增强机体免疫力，以抑制癌细胞的生长，对抗癌有重要的作用。

🛡 防癌研究 / 资料

中国疾病预防控制中心研究发现，白萝卜中含有一种抗肿瘤、抗病毒的活性物质，能刺激细胞产生干扰素，名为"干扰素诱生剂"。有学者通过实验证明，此物质对人的离体食管癌、胃癌、鼻咽癌等癌细胞有显著的抑制作用；动物实验结果表明，皮下注射可抑制大鼠网状细胞肉瘤的生长。这种干扰素诱生剂不仅不易被口腔中的酶降解，而且无任何不良反应。

⏲ 每100克含营养元素

营养元素	单位	参考含量
热量	千焦（kJ）	83.68
蛋白质	克（g）	0.9
脂肪	克（g）	0.1
膳食纤维	克（g）	1
碳水化合物	克（g）	4
维生素 A	微克（μg）	3
维生素 B$_1$	毫克（mg）	0.02
维生素 B$_2$	毫克（mg）	0.03
烟酸	毫克（mg）	0.3
维生素 C	毫克（mg）	21
维生素 E	毫克（mg）	0.92
钠	毫克（mg）	61.8
钙	毫克（mg）	36
铁	毫克（mg）	0.5

注 在上表中，"—"表示以下几种情况之一：a. 零值或估计零值；b. 未检测；c. 微量；d. 不可计算。

杏仁百合白萝卜汤

材料

杏仁15克，干百合20克，白萝卜200克

调料

盐3克，鸡粉2克

做法

❶ 白萝卜洗净切块，再切条，改切成丁。

❷ 砂锅中注入适量清水烧开，放入泡发好的干百合、杏仁，倒入白萝卜丁，拌匀，用小火煮20分钟至白萝卜熟软。

❸ 放入盐、鸡粉，拌匀调味。

❹ 关火后盛出煮好的萝卜汤，装入碗中即可。

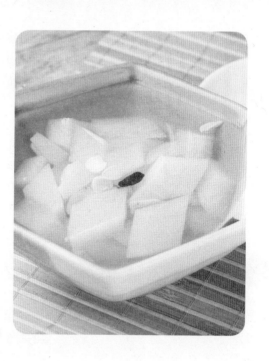

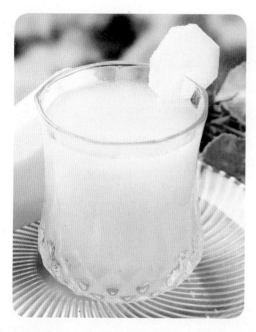

白萝卜汁

材料

白萝卜400克

做法

❶ 洗净去皮的白萝卜切厚片，再切成条，改切成小块，备用。

❷ 取榨汁机，选择搅拌刀座组合 。

❸ 倒入切好的白萝卜，注入适量纯净水。

❹ 盖上盖，选择"榨汁"功能，榨取萝卜汁。

❺ 揭开盖，将白萝卜汁倒入杯中即可。

胡萝卜

蔬菜菌菇类

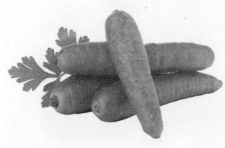

➕ 防癌功效

新鲜的胡萝卜香甜清脆,营养丰富,是一种难得的果、蔬、药兼用之品,所以有"小人参"之称。现代研究表明,胡萝卜含有较多的维生素 B_2 和叶酸,而叶酸又有抗癌作用。胡萝卜中的木质素,有提高机体免疫力和消灭癌细胞的作用。胡萝卜还含有丰富的 β-胡萝卜素;不少实验证实 β-胡萝卜素能增强巨噬细胞、淋巴细胞的功能,促进细胞因子的释放,其对机体的免疫功能促进作用也与其抗氧化性质密切相关。

🛡 防癌研究/资料

美国国立癌症研究所的科学家们经过 20 多年的观察后得出结论,经常吃胡萝卜的人比不常吃者患肺癌的概率低 40%。

⏱ 每100克含营养元素

营养元素	单位	参考含量
热量	千焦（kJ）	154.81
蛋白质	克（g）	1
脂肪	克（g）	0.2
膳食纤维	克（g）	1.1
碳水化合物	克（g）	7.7
维生素 A	微克（μg）	688
维生素 B_1	毫克（mg）	0.04
维生素 B_2	毫克（mg）	0.03
烟酸	毫克（mg）	0.6
维生素 C	毫克（mg）	13
维生素 E	毫克（mg）	0.41
钠	毫克（mg）	71.4
钙	毫克（mg）	32
铁	毫克（mg）	1

注 在上表中,"—"表示以下几种情况之一:a.零值或估计零值;b.未检测;c.微量;d.不可计算。

胡萝卜鸡肉茄丁

材料

茄子100克，胡萝卜95克，鸡胸肉200克，蒜片、葱段各少许

调料

盐2克，白糖2克，胡椒粉3克，蚝油5克，料酒10毫升，食用油适量，生抽、水淀粉各5毫升

做法

❶ 茄子、胡萝卜去皮切丁；鸡胸肉洗净切丁装碗，加少许盐、料酒、水淀粉、食用油拌匀腌渍，倒入油锅略炒后盛出。

❷ 胡萝卜丁倒入油锅炒匀，放入葱段、蒜片炒香，倒入茄子丁炒至微熟，加入剩余料酒、盐，倒入适量清水搅匀。

❸ 大火焖至食材熟软，放入鸡肉丁、蚝油、胡椒粉、生抽、白糖，炒至入味，关火后盛出装盘即可。

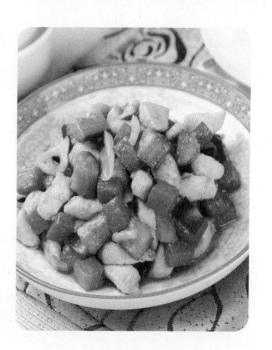

胡萝卜粳米粥

材料

水发粳米100克，胡萝卜80克，葱花少许

调料

盐2克，鸡粉2克

做法

❶ 将去皮洗净的胡萝卜切开，改切条形，再切丁。

❷ 砂锅中注入适量清水烧开，倒入胡萝卜丁，放入洗净的粳米，搅拌匀，使米粒散开。

❸ 烧开后用小火煮约35分钟，至食材熟透，加入鸡粉、盐，拌匀调味，再撒上葱花。

❹ 关火后盛出粳米粥，装入碗中即成。

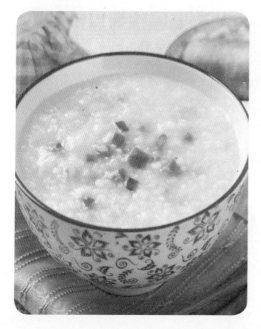

胡萝卜鸡肉茄丁

材料

茄子100克，鸡胸肉200克，胡萝卜95克，蒜片、葱段各少许

调料

盐、白糖、胡椒粉、蚝油、生抽、水淀粉、料酒、食用油各适量

做法

❶ 洗净去皮的茄子切丁；洗净去皮的胡萝卜切丁；洗净的鸡胸肉切丁。

❷ 鸡肉丁装碗，加少许盐、料酒、水淀粉、食用油拌匀，腌渍入味。用油起锅，倒入鸡肉丁翻炒至转色，盛出。

❸ 另起锅注油，倒入胡萝卜丁、葱段、蒜片，炒香；加茄子、适量料酒、清水、盐，搅匀，焖至熟软；放入鸡肉、蚝油、胡椒粉、生抽、白糖，炒至入味即可。

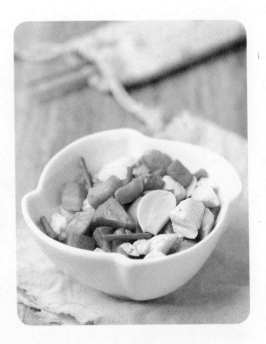

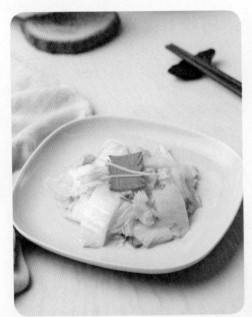

胡萝卜姜丝熘白菜

材料

白菜300克，胡萝卜30克，姜丝少许

调料

盐、食用油各适量

做法

❶ 洗净的白菜切成块；洗净去皮的胡萝卜切成片。

❷ 锅中注入食用油烧热，放入白菜，炒至片刻。

❸ 加入胡萝卜、盐，炒至入味，盛出，撒上姜丝即可。

胡萝卜牛肉丝

材料

牛肉100克，胡萝卜丝150克，葱花、姜末各少许

调料

酱油15毫升，盐、淀粉、料酒、食用油各适量

做法

❶ 将洗净的牛肉先切片，再切丝，装入碗中，用葱花、姜末、酱油、料酒调味，腌10分钟后再用淀粉拌匀。

❷ 炒锅中加入油烧热，将腌好的牛肉丝倒入油锅迅速翻炒，变色后将牛肉丝拨到炒锅的一角，用沥出的油来炒胡萝卜丝。

❸ 胡萝卜丝炒熟后混合牛肉丝一起炒匀，加盐调味，装盘即可。

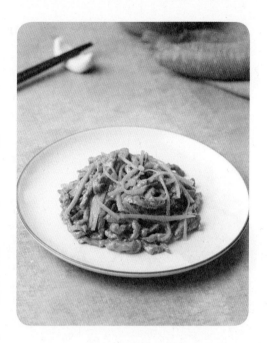

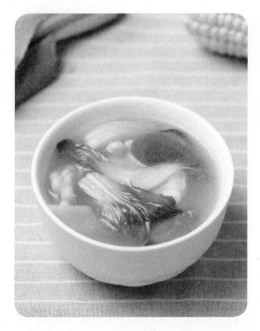

玉米胡萝卜汤

材料

胡萝卜200克，玉米棒150克，上海青100克，姜片少许

调料

盐、鸡粉各3克，食用油少许

做法

❶ 洗净的上海青切开，修整齐；洗净的玉米棒切去根部，切成段；去皮洗净的胡萝卜切滚刀块。

❷ 锅中加水烧开，放食用油后倒入上海青，焯至熟，捞出沥干水分。

❸ 另起锅，注水煮沸，倒入玉米、胡萝卜，撒上姜片，煮至食材熟透，加入盐、鸡粉，拌匀。将煮好的汤盛入汤碗中，将煮熟的上海青装饰汤中即可。

茄子

蔬菜菌菇类

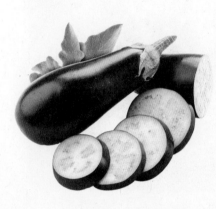

🩺 防癌功效

茄子属于茄科家族中的一员，是为数不多的紫色蔬菜之一。茄子含有龙葵碱，能抑制消化系统肿瘤的增殖，对于防治胃癌有一定效果。此外，茄子还有清热止血的作用。

🛡 防癌研究 / 资料

近年来，印度药理学家已从茄科植物中成功地提取出龙葵素，用来治疗胃癌、唇癌、子宫颈癌等症。一些接受化疗的消化道癌症患者出现发热时，可用茄子作辅助治疗食物。

⏱ 每100克含营养元素

营养元素	单位	参考含量
热量	千焦（kJ）	87.86
蛋白质	克（g）	1.1
脂肪	克（g）	0.2
膳食纤维	克（g）	1.3
碳水化合物	克（g）	4.9
维生素 A	微克（μg）	8
维生素 B_1	毫克（mg）	0.02
维生素 B_2	毫克（mg）	0.04
烟酸	毫克（mg）	0.6
维生素 C	毫克（mg）	5
维生素 E	毫克（mg）	1.13
钠	毫克（mg）	5.4
钙	毫克（mg）	24
铁	毫克（mg）	0.5

注　在上表中，"—"表示以下几种情况之一：a. 零值或估计零值；b. 未检测；c. 微量；d. 不可计算。

豆角烧茄子

材料

豆角130克，茄子75克，肉末35克，红椒25克，蒜末、姜末各少许

调料

盐2克，鸡粉2克，白糖少许，料酒4毫升，水淀粉、食用油各适量

做法

❶ 豆角洗净切段；茄子洗净切条；红椒洗净切成碎末。

❷ 茄条和豆角分别入油锅中炸2分钟变软，捞出沥干油。

❸ 用油起锅，倒入肉末炒至变色，撒上姜末、蒜末炒出香味，倒入红椒末，炒匀；倒入炸过的食材，用小火炒匀。

❹ 加入盐、白糖、鸡粉、料酒炒匀，再用水淀粉勾芡，盛出装盘即成。

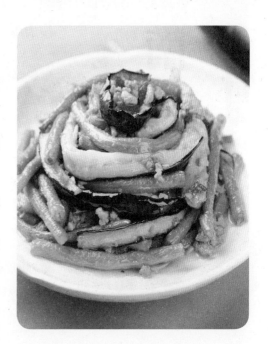

老北京蒜泥茄子

材料

茄子300克，蒜泥30克，香菜碎15克，熟白芝麻20克

调料

盐1克，鸡粉1克，白糖2克，生抽10毫升，芝麻油5毫升，芝麻酱35克

做法

❶ 茄子洗净切粗条，装盘待用；芝麻酱中加入盐、白糖、鸡粉、生抽、蒜泥，注入10毫升凉开水，搅拌均匀。

❷ 加入芝麻油，搅匀，放入洗净的香菜碎搅匀成酱汁。

❸ 电饭锅注水烧开，放入茄子，加盖蒸15分钟至熟软，揭盖，断电，取出茄子。

❹ 往茄子上淋酱汁，撒上白芝麻即可。

蔬菜菌菇类

南瓜

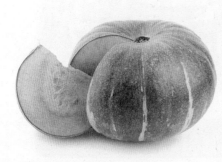

➕ 防癌功效

现代医学研究证实，南瓜有一定的抗癌作用，可以有效预防膀胱癌、胃癌等疾病。南瓜中所含的维生素 A 衍生物，可以降低机体对致癌物质的敏感程度，防止其癌变，以预防肺癌、膀胱癌等。南瓜中的维生素 C，可预防食管癌和胃癌。南瓜中所含的甘露醇，有较好的通便作用，可以减少粪便中毒素对人体的危害，对防止结肠癌的发生有一定功效。南瓜中还含有一种能分解亚硝胺的酶，对预防癌症有重要意义。

🛡 防癌研究／资料

日本国立癌症研究中心报道，每天食用南瓜等黄绿色蔬菜，可以减少肺癌的患病率，降低肺癌的病死率。

⏱ 每100克含营养元素

营养元素	单位	参考含量
热量	千焦（kJ）	92.05
蛋白质	克（g）	0.7
脂肪	克（g）	0.1
膳食纤维	克（g）	0.8
碳水化合物	克（g）	4.5
维生素 A	微克（μg）	148
维生素 B$_1$	毫克（mg）	0.03
维生素 B$_2$	毫克（mg）	0.04
烟酸	毫克（mg）	0.4
维生素 C	毫克（mg）	8
维生素 E	毫克（mg）	0.36
钠	毫克（mg）	0.8
钙	毫克（mg）	16
铁	毫克（mg）	0.4

注 在上表中，"—"表示以下几种情况之一：a. 零值或估计零值；b. 未检测；c. 微量；d. 不可计算。

红枣南瓜豆浆

材料

红枣10克，豆浆500毫升，南瓜200克

调料

白糖10克

做法

❶ 蒸锅中注水烧开，揭盖，放入洗好的红枣、洗净切好块的南瓜，用中火蒸15分钟至熟，取出。

❷ 备好砧板，用刀将蒸好的南瓜按压至泥状，装盘待用。

❸ 蒸好的红枣切开去核，切碎，待用。

❹ 砂锅中倒入豆浆，开大火，加入白糖，搅拌至溶化，加入切碎的红枣，放入南瓜泥，拌匀，煮至入味。

❺ 关火后盛出煮好的豆浆，装碗即可。

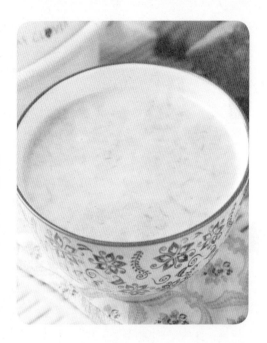

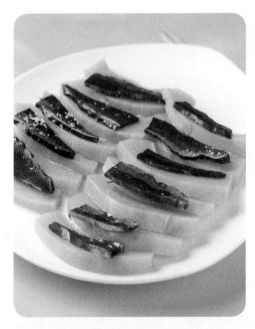

灵芝蒸南瓜

材料

去皮南瓜270克，灵芝少许

调料

盐2克

做法

❶ 洗净的南瓜切段，修整齐，切成片；灵芝洗净，切片。

❷ 取一蒸盘，摆放上南瓜片，放上备好的灵芝片，待用。

❸ 蒸锅中注入适量清水烧开，放入蒸盘，撒少许盐至南瓜上，中火蒸约15分钟至熟，取出。

❹ 待凉即可食用。

蔬菜菌菇类

苦瓜

➕ 防癌功效

苦瓜又名凉瓜，是葫芦科植物，为一年生攀缘草本。苦瓜的抗癌功效来自一种类奎宁蛋白，它是一种能激活免疫细胞的活性蛋白，通过免疫细胞做"二传手"，将癌细胞或其他不正常的细胞杀掉。苦瓜种子中含有一种蛋白酶抑制剂，能抑制肿瘤细胞分泌蛋白酶，从而抑制癌细胞的侵袭和转移。

🛡 防癌研究/资料

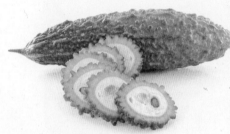

美国科学家发现，苦瓜中含有一种具有明显抗癌生理活性的蛋白质（即类奎宁蛋白），这种蛋白质能够激发体内免疫系统的防御功能，增强免疫细胞的活性，吞噬有毒细胞、异常细胞和致癌物。临床观察，其对淋巴肉瘤和白血病有效。

⏱ 每100克含营养元素

营养元素	单位	参考含量
热量	千焦（kJ）	79.50
蛋白质	克（g）	1
脂肪	克（g）	0.1
膳食纤维	克（g）	1.4
碳水化合物	克（g）	3.5
维生素 A	微克（μg）	17
维生素 B_1	毫克（mg）	0.03
维生素 B_2	毫克（mg）	0.03
烟酸	毫克（mg）	0.4
维生素 C	毫克（mg）	56
维生素 E	毫克（mg）	0.85
钠	毫克（mg）	2.5
钙	毫克（mg）	14
铁	毫克（mg）	0.7

注 在上表中，"—"表示以下几种情况之一：a. 零值或估计零值；b. 未检测；c. 微量；d. 不可计算。

苦瓜芦笋汁

材料

苦瓜90克，芦笋50克

调料

蜂蜜20克

做法

❶ 苦瓜洗净去瓤，切小块；芦笋洗净去
　皮，切小段。

❷ 榨汁机中倒入苦瓜块，放入芦笋段。

❸ 注入80毫升凉开水，盖上盖，榨约
　20秒成蔬菜汁。

❹ 断电后将榨好的蔬菜汁倒入杯中，淋
　上蜂蜜即可。

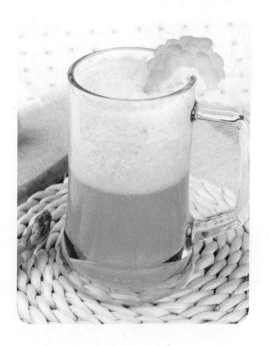

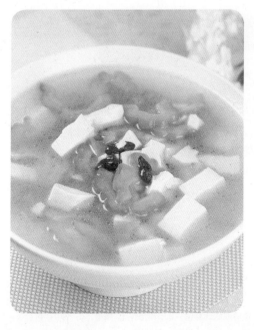

苦瓜豆腐汤

材料

苦瓜150克，豆腐200克，枸杞少许

调料

盐3克，鸡粉2克

做法

❶ 苦瓜洗净去子切片，豆腐洗净切块。

❷ 锅中注水烧开，加少许盐，放入切好
　的豆腐，煮约1分钟，捞出待用。

❸ 苦瓜倒入油锅炒匀，注入清水烧开后
　用中火煮约3分钟，至苦瓜熟软，加
　入豆腐块、适量盐、鸡粉，搅匀调味。

❹ 放入备好的枸杞拌匀，续煮约2分钟，
　至食材熟透，盛入碗中即可。

马蹄

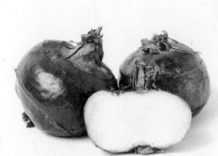

✚ 防癌功效

马蹄，学名荸荠，为莎草科植物荸荠的球茎。现代科学研究表明，马蹄中的维生素 C 可抗癌，尤其对肺部、食管和乳腺的肿瘤有防治作用。马蹄中的荸荠英对常见的恶性肿瘤有一定防治作用，特别对肺部、食道、鼻咽和乳腺癌的防治更有益处。马蹄对阴虚火旺或肿瘤放疗后热毒明显的患者作用显著，因而马蹄制剂被用于缓解癌症患者放疗中或放疗后的胸中烦热、口渴引饮、大便秘结等问题。

🛡 防癌研究 / 资料

上海肿瘤防治研究协作组在筛选中发现，荸荠（即马蹄）的各种制剂，在动物体内均有抑瘤效果。

⏲ 每100克含营养元素

营养元素	单位	参考含量
热量	千焦（kJ）	246.86
蛋白质	克（g）	1.2
脂肪	克（g）	0.2
膳食纤维	克（g）	1.1
碳水化合物	克（g）	13.1
维生素 A	微克（μg）	3
维生素 B$_1$	毫克（mg）	0.02
维生素 B$_2$	毫克（mg）	0.02
烟酸	毫克（mg）	0.7
维生素 C	毫克（mg）	7
维生素 E	毫克（mg）	0.65
钠	毫克（mg）	15.7
钙	毫克（mg）	4
铁	毫克（mg）	0.6

注 在上表中，"—"表示以下几种情况之一：a. 零值或估计零值；b. 未检测；c. 微量；d. 不可计算。

梨汁马蹄饮

材料

梨200克，马蹄肉160克

做法

❶ 洗净的梨切取果肉，改切小块；马蹄肉切小块。

❷ 取榨汁机倒入适量材料，选择榨汁机第一挡，榨取汁水；分次放入余下的材料，榨取果汁。

❸ 将榨好的马蹄饮滤入杯中，饮用即可。

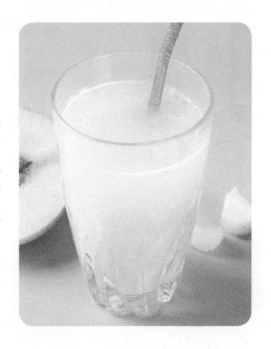

马蹄炒芹菜

材料

马蹄100克，芹菜80克，彩椒40克

调料

盐2克，鸡粉2克，料酒10毫升，水淀粉5毫升，食用油适量

做法

❶ 芹菜洗净，切段；马蹄洗净，去皮切片；彩椒洗净，切块，再改切成条。

❷ 锅中注入食用油烧热，倒入彩椒、芹菜、马蹄，翻炒至熟。

❸ 放入适量盐、鸡粉，淋入料酒，倒入适量水淀粉，翻炒均匀。

❹ 关火后将炒好的食材盛出，装入盘中即可。

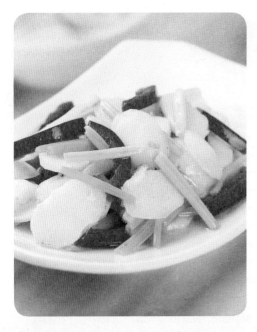

西蓝花

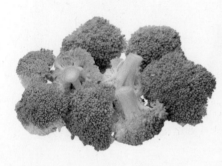

🩺 防癌功效

西蓝花是十字花科甘蓝类蔬菜。西蓝花中含有硫代葡萄糖苷，长期食用可以减少乳腺癌、直肠癌及胃癌等癌症的发病风险。西蓝花中的维生素 C 具有很强的清除自由基作用，尤其对致癌物——亚硝酸胺的形成有明显的阻断作用。西蓝花中所含的黄酮类化合物又可以减少心血管疾病的发生。研究表明，西蓝花中所含的一种名为萝卜硫素的物质，具有一定的防癌抗癌的功效，尤其对乳腺癌、直肠癌、胃癌等有预防作用。

🛡 防癌研究 / 资料

①日本国家癌症研究中心公布的抗癌蔬菜排行榜上，西蓝花名列前茅。
②美国《营养学》杂志上，刊登了西蓝花能够有效预防前列腺癌的研究成果。

⏱ 每100克含营养元素

营养元素	单位	参考含量
热量	千焦（kJ）	138.07
蛋白质	克（g）	4.1
脂肪	克（g）	0.6
膳食纤维	克（g）	1.6
碳水化合物	克（g）	2.7
维生素 A	微克（μg）	1202
维生素 B$_1$	毫克（mg）	0.09
维生素 B$_2$	毫克（mg）	0.13
烟酸	毫克（mg）	0.9
维生素 C	毫克（mg）	51
维生素 E	毫克（mg）	0.91
钠	毫克（mg）	18.8
钙	毫克（mg）	67
铁	毫克（mg）	1

注 在上表中，"—"表示以下几种情况之一：a. 零值或估计零值；b. 未检测；c. 微量；d. 不可计算。

胡萝卜西蓝花沙拉

材料

胡萝卜片70克，西蓝花100克

调料

白糖2克，白醋3毫升，盐少许，芝麻酱15克，花生酱15克

做法

❶ 胡萝卜洗净去皮，切片；西蓝花洗净，切块。

❷ 锅中注入适量的清水大火烧开，倒入备好的胡萝卜、西蓝花，煮至断生捞出，放入冷水中冷却后，捞出沥干。

❸ 取一个碗，倒入花生酱、芝麻酱，加入少许盐、白醋、白糖、凉开水，搅匀制成酱汁。

❹ 取出一个小碟子，摆上胡萝卜片、西蓝花，浇上调好的酱汁即可食用。

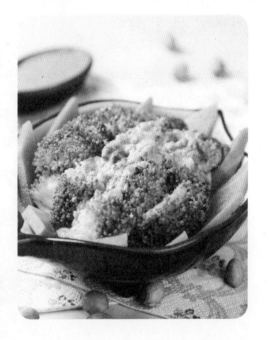

西蓝花玉米浓汤

材料

玉米100克，西蓝花100克，牛奶150毫升

调料

黄油8克，盐1克，胡椒粉2克，奶油8克，生粉10克

做法

❶ 玉米洗净，削粒；西蓝花洗净，切块。

❷ 锅置火上，倒入黄油，煮至融化，放入生粉、奶油、牛奶拌匀，注入适量清水，加入玉米粒，大火煮熟。

❸ 加入盐、胡椒粉，拌匀调味，倒入西蓝花，搅拌几下，煮至熟软，关火。

❹ 盛出煮好的浓汤，装碗即可。

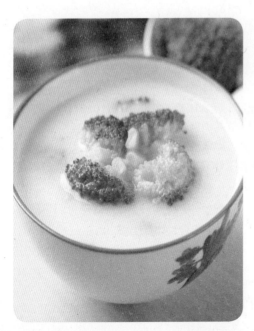

西蓝花炒牛肉

材料

西蓝花200克，牛肉250克

调料

酱油2毫升，料酒4毫升，盐适量，橄榄油3毫升

做法

❶ 洗净的西蓝花，掰小块；把西蓝花用水焯熟，捞起备用。

❷ 牛肉切条，用酱油、料酒腌制10分钟。

❸ 热锅放油，放入牛肉，翻炒均匀，再放入西蓝花，撒盐调味，炒至熟软，装碗即可。

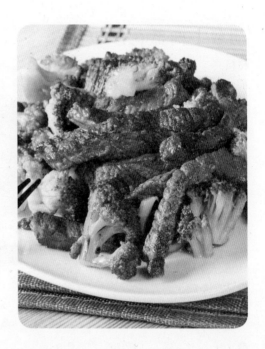

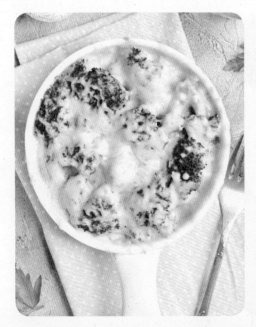

鸡蛋焗西蓝花

材料

西蓝花300克，鸡蛋2个，蒜末20克

调料

奶油10克，牛奶15毫升，橄榄油3毫升，盐适量

做法

❶ 将西蓝花拆成小朵，清洗干净；鸡蛋打入碗中，搅匀。

❷ 锅中注水烧开，放入橄榄油、西蓝花，焯2分钟，捞出用凉水冲一下，沥干。

❸ 将西蓝花盛入烤盘，将蒜末均匀撒在西蓝花上，将牛奶、奶油、盐拌匀，淋在西蓝花上，再淋上鸡蛋液。

❹ 放入已预热的烤箱中，180℃烤15分钟即可。

西蓝花牛奶粥

材料

水发大米130克，西蓝花25克，奶粉50克

做法

❶ 沸水锅中放入洗净的西蓝花，焯一会儿，至食材断生后捞出，沥干水分，放凉后切碎。

❷ 砂锅中注水烧开，倒入洗净的大米，搅散，盖上盖，烧开后转小火煮约40分钟，至米粒变软。

❸ 揭盖，搅动几下，放入奶粉，拌匀，煮出奶香味。

❹ 倒入西蓝花碎，拌匀，盛出煮好的粥，装在碗中，点缀上西蓝花朵即可。

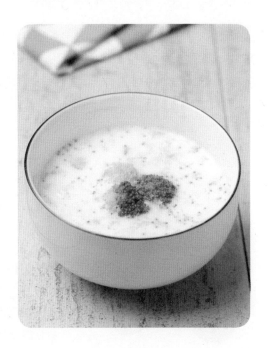

西蓝花沙拉

材料

西蓝花120克，樱桃萝卜80克，熟藜麦40克，芝麻菜30克，南瓜子10克，奶酪少许

调料

橄榄油适量

做法

❶ 洗净的西蓝花切成朵；洗净的樱桃萝卜去蒂，切成片；洗净的芝麻菜去头。

❷ 锅中注入清水烧开，分别放入西蓝花、樱桃萝卜，入开水焯片刻，捞出，沥干水分。

❸ 备好碗，放入西蓝花、樱桃萝卜、熟藜麦、奶酪、芝麻菜、南瓜子，淋上橄榄油，拌匀即可。

蔬菜菌菇类

花椰菜

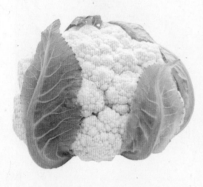

➕ 防癌功效

花椰菜中的吲哚类物质，能降低人体内雌性激素水平，可预防乳腺癌发生；而吲哚类衍生物如芳香异硫氰酸酯、二硫酚酮等，可抵抗苯并芘等致癌物质的毒性。此外，花椰菜中含有一种酶类物质——萝卜硫素（1- 异硫氰酸 -4- 甲磺酰基丁烷），能使致癌物失去活性，可减少胃肠及呼吸道癌的发生。因此营养医学界认为，患有胃病尤其是有乳腺癌家族史的女性，多食花椰菜可以预防胃癌、乳腺癌的发生。

🛡 防癌研究 / 资料

据报道，花椰菜对癌细胞的抑制率达 90.8%，经常食用花椰菜和其他甘蓝属蔬菜，可有效地预防胃癌、食管癌、肝癌、肺癌、子宫颈癌和乳腺癌等疾病的发生。

⏱ 每100克含营养元素

营养元素	单位	参考含量
热量	千焦（kJ）	100.42
蛋白质	克（g）	2.1
脂肪	克（g）	0.2
膳食纤维	克（g）	1.2
碳水化合物	克（g）	3.4
维生素 A	微克（μg）	5
维生素 B_1	毫克（mg）	0.03
维生素 B_2	毫克（mg）	0.08
烟酸	毫克（mg）	0.6
维生素 C	毫克（mg）	61
维生素 E	毫克（mg）	0.43
钠	毫克（mg）	31.6
钙	毫克（mg）	23
铁	毫克（mg）	1.1

注 在上表中，"—"表示以下几种情况之一：a. 零值或估计零值；b. 未检测；c. 微量；d. 不可计算。

红椒番茄炒花椰菜

材料

花椰菜250克，番茄120克，红椒10克

调料

盐2克，鸡粉2克，白糖4克，水淀粉6毫升，食用油适量

做法

❶ 花椰菜洗净切朵；番茄洗净切瓣；红椒洗净去子切片。锅中注水烧开，加入花椰菜、少许食用油，煮至断生，放入红椒，拌匀，略煮片刻捞出沥水。

❷ 用油起锅，倒入花椰菜、红椒、番茄，用大火快炒至熟，加入盐、鸡粉、白糖、水淀粉，炒匀，至食材入味。

❸ 关火后盛出炒好的菜肴即成。

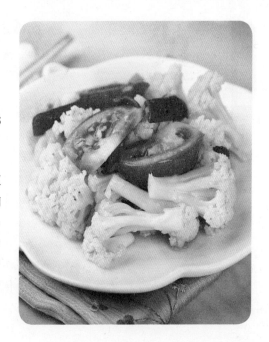

凉拌花椰菜

材料

花椰菜300克，蒜末、葱花少许

调料

盐2克，鸡粉3克，辣椒油适量

做法

❶ 花椰菜洗净，掰成小朵。

❷ 锅中加水烧开，放入花椰菜，焯至断生后，捞出装碗，倒入凉水冷却。

❸ 倒出凉水，加入蒜末、盐、鸡粉、辣椒油，用筷子拌匀。

❹ 盛入备好的盘中，撒上葱花即可。

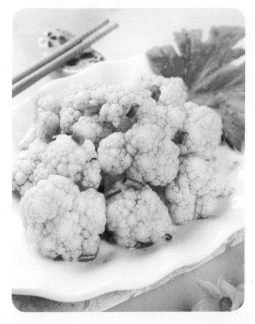

黄花菜

🩺 防癌功效

黄花菜，又叫金针菜、柠檬萱草、忘忧草等，为百合科多年生草本植物。黄花菜中含有的某些有效成分能在一定程度上抑制癌细胞的生长，所含丰富的粗纤维能促进大便的排泄，因此可作为防治肠道类癌瘤的健康食品。

🛡 防癌研究/资料

黄花菜是天然硒库，其中硒的含量十分可观。每100克黄花菜含硒高达173.4微克，比菠菜高289倍，比大白菜高468倍；许多蔬菜硒的含量还不足1微克。硒是人体不可缺的微量元素，它能抑制致癌物的代谢使其失去活性。

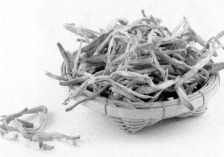

⏱ 每100克含营养元素

营养元素	单位	参考含量
热量	千焦（kJ）	832.62
蛋白质	克（g）	19.4
脂肪	克（g）	1.4
膳食纤维	克（g）	7.7
碳水化合物	克（g）	27.2
维生素 A	微克（μg）	307
维生素 B$_1$	毫克（mg）	0.05
维生素 B$_2$	毫克（mg）	0.21
烟酸	毫克（mg）	3.1
维生素 C	毫克（mg）	10
维生素 E	毫克（mg）	4.92
钠	毫克（mg）	59.2
钙	毫克（mg）	301
铁	毫克（mg）	8.1

注 在上表中，"一"表示以下几种情况之一：a. 零值或估计零值；b. 未检测；c. 微量；d. 不可计算。

黄花菜拌海带丝

材料

彩椒50克，水发海带80克，水发黄花菜100克，蒜末、葱花各少许

调料

盐3克，鸡粉2克，生抽4毫升，白醋5毫升，陈醋8毫升，芝麻油少许

做法

❶ 彩椒洗净，切丝；海带洗净，切丝。

❷ 锅中注水烧开，淋上白醋，倒入海带丝、黄花菜拌匀，加入少许盐，放入彩椒丝，大火煮至食材熟透后捞出装碗。

❸ 撒上蒜末、葱花，加入剩余盐、鸡粉，淋入生抽、芝麻油、陈醋，搅拌至食材入味。

❹ 取一个干净的盘子，盛入拌好的食材，摆好盘即成。

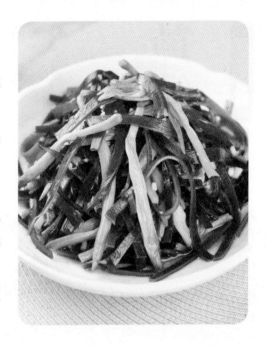

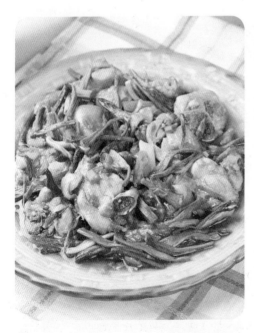

黄花菜蒸滑鸡

材料

葱段5克，鸡腿260克，水发黄花菜80克，葱花、姜片各3克

调料

盐3克，食用油适量，蚝油8克，生粉10克，生抽、料酒各10毫升

做法

❶ 黄花菜洗净，切段；鸡腿洗净，斩块。

❷ 取一碗，倒入鸡腿、黄花菜，加入料酒、生抽、适量葱段、姜片、蚝油、盐、食用油、生粉，拌匀，腌渍20分钟。

❸ 取出腌好的鸡腿，装盘，放入加水的蒸锅中，蒸熟。

❹ 取出蒸好的鸡腿，撒上葱花即可。

蔬菜菌菇类

芦笋

✚ 防癌功效

芦笋在欧洲被称为"蔬菜之王"，它味香爽脆，是西餐中的常用蔬菜。芦笋中的天冬酰胺，能够防止正常细胞的癌变，使已经癌变的细胞发生营养障碍，从而抑制癌细胞的增殖。芦笋中的皂苷化合物对白血病 P-388 细胞具有抑制作用。芦笋中的多种维生素和微量元素，对于淋巴癌、膀胱癌、肺癌和皮肤癌均有一定的防治作用。

🛡 防癌研究/资料

研究发现，一定浓度的芦笋原汁，对小鼠肺腺癌、人鼻咽癌、人宫颈癌和人食管癌等癌症的癌细胞都具有显著杀伤作用，对小鼠肺腺癌实体瘤的生长还有抑制作用。

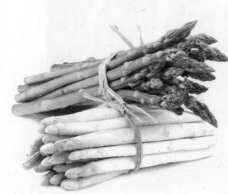

⏱ 每100克含营养元素

营养元素	单位	参考含量
热量	千焦（kJ）	75.31
蛋白质	克（g）	1.4
脂肪	克（g）	0.1
膳食纤维	克（g）	1.9
碳水化合物	克（g）	3
维生素 A	微克（μg）	17
维生素 B$_1$	毫克（mg）	0.04
维生素 B$_2$	毫克（mg）	0.05
烟酸	毫克（mg）	0.7
维生素 C	毫克（mg）	45
维生素 E	毫克（mg）	—
钠	毫克（mg）	3.1
钙	毫克（mg）	10
铁	毫克（mg）	1.4

注 在上表中，"—"表示以下几种情况之一：a. 零值或估计零值；b. 未检测；c. 微量；d. 不可计算。

清炒芦笋

材料

芦笋150克

调料

盐3克，水淀粉10毫升，味精3克，白糖3克，料酒3毫升，食用油适量

做法

❶ 芦笋洗净去皮，切长段；锅中加水、少许食用油，倒入芦笋，煮沸后捞出。

❷ 用油起锅，倒入焯水后的芦笋，炒匀，淋入料酒炒香，加入适量盐、味精、白糖炒匀调味。

❸ 倒入水淀粉勾芡，继续在锅中翻炒匀至熟透，盛出装盘即可。

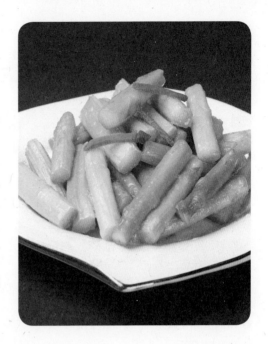

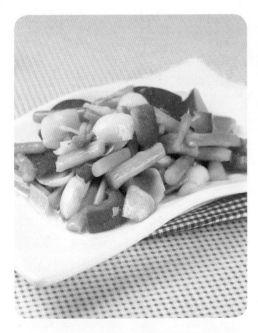

芦笋炒百合

材料

芦笋150克，鲜百合60克，红椒20克

调料

盐3克，味精3克，鸡粉3克，水淀粉10毫升，料酒3毫升，芝麻油、食用油各适量

做法

❶ 芦笋洗净去皮切长段；鲜百合洗净，掰瓣；红椒洗净去子切片；锅中加水烧开，加少许食用油，倒入切好的芦笋煮沸后捞出待用。

❷ 用油起锅，倒入红椒片炒香，放入芦笋、百合炒匀，淋入适量料酒炒香，加盐、味精、鸡粉炒匀调味。

❸ 水淀粉勾芡，淋少许芝麻油炒匀，翻炒匀至熟透。起锅，盛入盘中即可。

芦笋扒冬瓜

材料

冬瓜肉140克，芦笋100克，高汤180
毫升

调料

盐、鸡粉各2克，水淀粉、食用油各适量

做法

❶ 洗好去皮的冬瓜切成条形；洗净的芦
笋切成长段。

❷ 用油起锅，倒入芦笋，炒匀，放入冬瓜，
炒匀，倒入高汤，拌匀，加入盐、鸡粉，
炒匀调味盖上盖，烧开后用小火焖约
10分钟。

❸ 揭盖，将芦笋拣出，摆入盘中。

❹ 在锅里淋入水淀粉，炒匀，盛出冬瓜，
摆好盘即可。

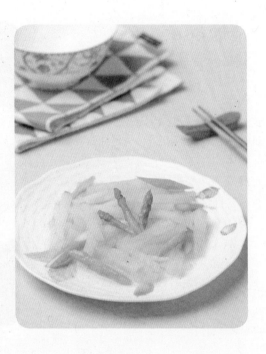

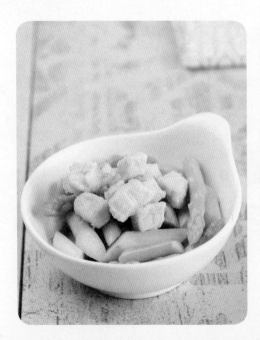

芦笋炒鸡肉

材料

鸡胸肉150克，芦笋120克，高汤30毫升

调料

盐、胡椒粉、淀粉各3克，水淀粉、料酒、食
用油各适量

做法

❶ 洗净的鸡胸肉切成小块装碗，放适量
料酒、盐、胡椒粉、淀粉，拌匀，腌
渍10分钟。

❷ 洗净的芦笋去皮，切成段。

❸ 热锅注水煮沸，放入芦笋，焯水，捞
起放入盘中；热锅注油烧热，放入鸡
胸肉，炒至焦黄，盛出。

❹ 热锅注油烧热，放芦笋、鸡胸肉、高
汤、剩余的盐和胡椒粉炒至食材入味，
用水淀粉勾芡后，将炒好的菜肴盛入
盘中即可。

芦笋玉米番茄汤

材料

玉米200克，芦笋100克，番茄100克

调料

盐、鸡粉各2克，食用油少许

做法

❶ 洗净的芦笋切成段；洗好的玉米切成小块；洗净的番茄切成小块。

❷ 砂锅中注水烧开，倒入玉米块、番茄块，盖上盖，煮沸后用小火煮约15分钟，至食材熟软。

❸ 揭盖，淋上食用油，倒入芦笋、盐、鸡粉，拌匀调味，续煮一会儿，至食材熟透、入味；盛出煮好的汤料，装入汤碗中即成。

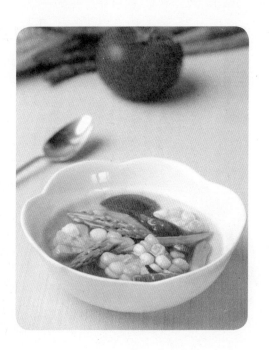

草菇烩芦笋

材料

芦笋170克，草菇85克，胡萝卜片、姜片、蒜末、葱白各少许

调料

盐、鸡粉各2克，料酒3毫升，水淀粉、食用油各适量

做法

❶ 洗好的草菇切成小块；洗净去皮的芦笋切成段。

❷ 锅中注水烧开，放少许盐、食用油、草菇、芦笋段，煮至断生，捞出沥水装盘。

❸ 用油起锅，放胡萝卜片、姜片、蒜末、葱白爆香，倒入焯好的食材，加料酒、盐、鸡粉，炒至食材熟软，倒入水淀粉勾芡，盛出装盘即可。

蔬菜菌菇类

芹菜

🩺 防癌功效

芹菜中所含有的芹菜素属于黄酮类物质，具有抑制致癌物质活性的作用。与其他黄酮类物质（槲皮素、山柰酚、黄酮）相比，芹菜素具有低毒、无诱变性等特点。此外，芹菜中还含有相当丰富的膳食纤维，对于预防大肠癌、食管癌等有一定的作用。

🛡 防癌研究／资料

英国科学家研究发现，芹菜含有的抗癌有效成分，能够部分地抵消烟草中有毒物质对肺的损害，对肺癌有一定程度的防治作用。

⏲ 每100克含营养元素

营养元素	单位	参考含量
热量	千焦（kJ）	83.68
蛋白质	克（g）	1.2
脂肪	克（g）	0.2
膳食纤维	克（g）	1.2
碳水化合物	克（g）	3.3
维生素 A	微克（μg）	57
维生素 B_1	毫克（mg）	0.02
维生素 B_2	毫克（mg）	0.06
烟酸	毫克（mg）	0.4
维生素 C	毫克（mg）	8
维生素 E	毫克（mg）	1.32
钠	毫克（mg）	159
钙	毫克（mg）	80
铁	毫克（mg）	1.2

注 在上表中，"—"表示以下几种情况之一：a. 零值或估计零值；b. 未检测；c. 微量；d. 不可计算。

粉蒸芹菜叶

材料

芹菜叶50克，蒸肉米粉20克

调料

盐2克

做法

❶ 备好一个大碗，倒入洗好的芹菜叶，加入蒸肉米粉、盐，搅拌均匀。

❷ 备好电蒸锅烧开，放入拌好的芹菜叶，盖上锅盖，旋钮定时3分钟。

❸ 3分钟后，掀开锅盖，将芹菜叶取出即可食用。

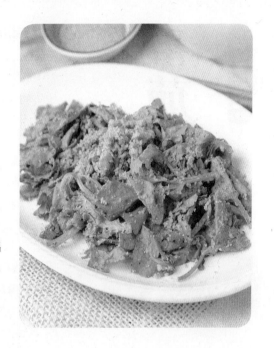

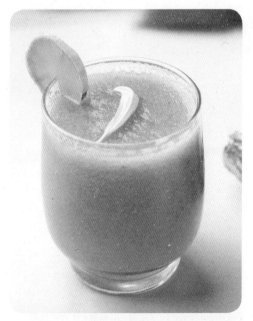

番茄芹菜莴笋汁

材料

番茄100克，莴笋150克，芹菜70克

调料

蜂蜜15克

做法

❶ 芹菜洗净，切段；莴笋洗净，去皮，先切条，再切丁；番茄洗净，先切瓣，再切丁。

❷ 莴笋和芹菜焯水后，捞出沥干水分和番茄一起倒入榨汁机中，加入适量纯净水，盖上盖，选择"榨汁"功能，开始榨汁。

❸ 榨汁完成后断电，倒入杯中，加入蜂蜜搅拌均匀即可饮用。

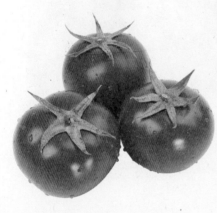

番茄

✚ 防癌功效

番茄中的番茄红素，被认为是所有常见的类胡萝卜素中抗氧化能力最强的一种。《食物、营养、身体活动和癌症预防》（2版）也阐述了相同的观点。该报告还做出如下结论："队列研究和病例－对照研究提供了大量一致的证据，尤其是关于番茄制品。还有合理的作用机制方面的证据。因此含有番茄红素的食物'很可能'能够预防前列腺癌的发生。"另外，番茄红素能使癌细胞向良性方向转化，趋于回归正常。

🛡 防癌研究 / 资料

据《世界科技译报》报道，多吃番茄和配有番茄的膳食有助于预防癌症，特别是前列腺癌。每周吃4次配有番茄的膳食，患前列腺癌的风险可降低20%，每周吃8餐配有番茄的膳食则可降低50%。

⏲ 每100克含营养元素

营养元素	单位	参考含量
热量	千焦（kJ）	79.50
蛋白质	克（g）	0.9
脂肪	克（g）	0.2
膳食纤维	克（g）	0.5
碳水化合物	克（g）	3.5
维生素 A	微克（μg）	92
维生素 B$_1$	毫克（mg）	0.03
维生素 B$_2$	毫克（mg）	0.03
烟酸	毫克（mg）	0.6
维生素 C	毫克（mg）	19
维生素 E	毫克（mg）	0.57
钠	毫克（mg）	5
钙	毫克（mg）	10
铁	毫克（mg）	0.4

注 在上表中，"—"表示以下几种情况之一：a. 零值或估计零值；b. 未检测；c. 微量；d. 不可计算。

番茄豆腐汤

材料

豆腐块180克，番茄150克，葱花少许

调料

盐2克，鸡粉2克，番茄酱适量

做法

❶ 锅中注水烧开，倒入洗净切好的豆腐，拌匀，煮约2分钟后捞出，装盘备用。

❷ 锅中注水烧开，倒入切好的番茄，搅拌匀，加入盐、鸡粉，盖上盖，煮约2分钟，加入少许番茄酱，搅拌匀。

❸ 倒入煮好的豆腐，拌匀，盖上盖，续煮约1分钟至熟，揭开盖，搅拌均匀，盛出装碗，撒上葱花即可。

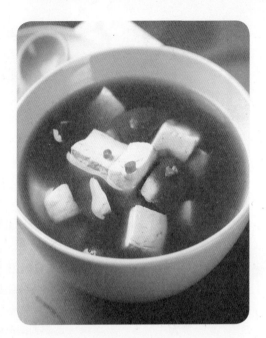

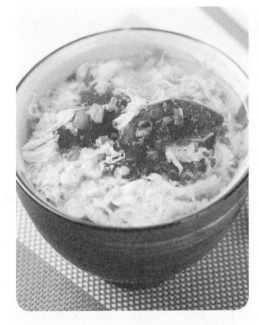

番茄蛋汤

材料

番茄120克，蛋液50克，高汤适量，葱花少许

调料

盐2克，鸡粉2克，胡椒粉2克

做法

❶ 锅中注入备好的高汤烧开，放入洗净切块的番茄，用勺搅拌均匀，开大火煮约1分钟至食材熟透。

❷ 加入鸡粉、盐、胡椒粉，拌匀调味，倒入打散拌匀的蛋液，边倒边搅拌，用小火略煮片刻，至蛋花成形。

❸ 关火后盛出煮好的汤，装入碗中，撒上葱花即可。

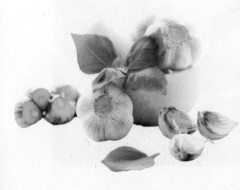

蔬菜菌菇类

大蒜

✚ 防癌功效

大蒜对免疫功能低下的小鼠具有提高细胞免疫力、体液免疫力、非特异性免疫功能的作用。常吃大蒜可提高机体免疫能力，增强机体抗氧化、抗突变和抗肿瘤的能力。大蒜中的锗和硒等元素可抑制癌细胞的生长。此外，大蒜能抑制胃液中硝酸盐被还原为亚硝酸盐，从而阻断亚硝胺的合成，减少胃、食管、大肠、乳腺、卵巢、胰腺、鼻咽等处癌变的发生率。

🛡 防癌研究／资料

2002 年，美国《时代周刊》曾把大蒜列为十大健康食品之一。大蒜提取液在体外试验中能直接抑制肝癌细胞和鼻咽癌细胞生长。有研究证明，大蒜中含有的大蒜素能强烈抑制腺癌细胞集中，其功效优于常用抗癌药物，且无严重不良反应。

⌚ 每100克含营养元素

营养元素	单位	参考含量
热量	千焦（kJ）	527.18
蛋白质	克（g）	4.5
脂肪	克（g）	0.2
膳食纤维	克（g）	1.1
碳水化合物	克（g）	26.5
维生素 A	微克（μg）	5
维生素 B₁	毫克（mg）	0.04
维生素 B₂	毫克（mg）	0.06
烟酸	毫克（mg）	0.6
维生素 C	毫克（mg）	7
维生素 E	毫克（mg）	1.07
钠	毫克（mg）	19.6
钙	毫克（mg）	39
铁	毫克（mg）	1.2

注 在上表中，"—"表示以下几种情况之一：a. 零值或估计零值；b. 未检测；c. 微量；d. 不可计算。

灵芝大蒜粥

材料

水发大米100克，灵芝、蒜头各少许

做法

❶ 洗好的蒜头、灵芝分别切片，备用。

❷ 砂锅中注入适量清水烧开，倒入备好的灵芝。

❸ 放入大米、蒜片，搅拌匀，盖上盖，烧开后用小火煮约40分钟至熟。

❹ 揭开盖，搅拌几下，关火后盛出煮好的粥即可。

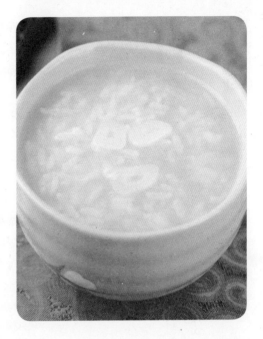

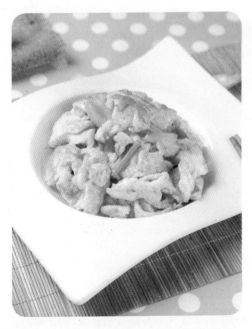

大蒜炒鸡蛋

材料

蛋液80克，葱段30克，蒜片少许

调料

盐1克，料酒5毫升，食用油适量

做法

❶ 在备好的蛋液中加入盐、料酒，搅拌均匀，待用。

❷ 用油起锅，倒入搅匀的蛋液，煎至七八成熟，盛出装盘。

❸ 锅中再次注油烧热，倒入蒜片、葱段，爆香，倒入炒好的鸡蛋，翻炒均匀至入味。

❹ 关火后盛出菜肴，装盘即可。

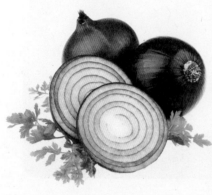

蔬菜菌菇类

洋葱

➕ 防癌功效

洋葱的防癌功效来自于它富含的硒元素和槲皮素。硒是一种抗氧化剂，能刺激人体免疫反应，从而抑制癌细胞的分裂和生长，同时还可降低致癌物的毒性。而槲皮素则能抑制癌细胞活性，在一定程度上阻止癌细胞生长。《食物、营养、身体活动和癌症预防》（2版）指出："有限的证据提示，含有槲皮素的食物，如苹果、茶、洋葱，能够预防肺癌。"

🛡 防癌研究 / 资料

美国康奈尔大学研究发现，洋葱对肝癌和结肠癌都有抑制作用，而且对结肠癌细胞的抑制作用比对肝癌的抑制作用更强。适当多吃洋葱，还可降低患前列腺癌的风险。

⏲ 每100克含营养元素

营养元素	单位	参考含量
热量	千焦（kJ）	163.18
蛋白质	克（g）	1.1
脂肪	克（g）	0.2
膳食纤维	克（g）	0.9
碳水化合物	克（g）	8.1
维生素 A	微克（μg）	3
维生素 B_1	毫克（mg）	0.03
维生素 B_2	毫克（mg）	0.03
烟酸	毫克（mg）	0.3
维生素 C	毫克（mg）	8
维生素 E	毫克（mg）	0.14
钠	毫克（mg）	4.4
钙	毫克（mg）	24
铁	毫克（mg）	0.6

注 在上表中，"—"表示以下几种情况之一：a. 零值或估计零值；b. 未检测；c. 微量；d. 不可计算。

洋葱丝瓜炒虾球

材料

洋葱70克，丝瓜120克，彩椒40克，虾仁65克，姜片、蒜末各少许

调料

盐3克，鸡粉3克，生抽5毫升，料酒10毫升，水淀粉8毫升，食用油适量

做法

❶ 丝瓜洗净去皮切斜块；彩椒洗净去子切块；洋葱洗净切块；丝瓜、彩椒、洋葱分别入沸水焯至断生捞出。

❷ 虾仁洗净，从背部切开，挑除虾线，加适量盐、鸡粉、水淀粉搅拌腌渍10分钟。

❸ 蒜末、姜片放入油锅爆香，倒入虾仁，淋入料酒炒匀，倒入焯过水的洋葱、彩椒、丝瓜，加剩余的盐、鸡粉、生抽炒匀，水淀粉勾芡，炒熟后盛出。

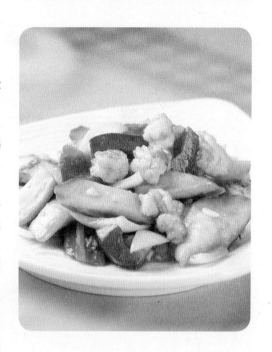

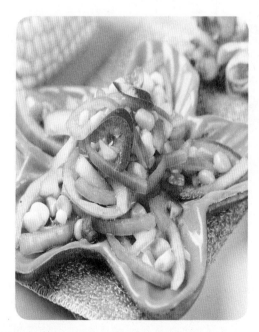

玉米拌洋葱

材料

玉米粒75克，洋葱条90克

调料

盐2克，白糖少许，生抽4毫升，芝麻油适量，凉拌汁25毫升

做法

❶ 锅中注入适量清水烧开，倒入洗净的玉米粒、洋葱条，煮至断生后捞出，沥干水分，装入碗中。

❷ 倒入凉拌汁、生抽、盐、白糖和芝麻油，搅拌至食材入味。

❸ 将拌好的菜肴盛入盘中，摆好盘即成。

洋葱拌木耳

材料

水发木耳300克，洋葱100克，红椒15克

调料

鸡粉2克，生抽4毫升，陈醋3毫升，辣椒油3毫升，盐、食用油各适量

做法

❶ 洗净的木耳切去根部，切成小块；去皮洗净的洋葱切丝；洗净的红椒切开，去子，切成丝。

❷ 锅中注入清水烧开，加入适量盐、食用油，放入木耳煮3分钟至熟，倒入洋葱、红椒，再煮1分钟至熟，把煮好的木耳、洋葱、红椒捞出。

❸ 将捞出的食材倒入碗中，加入剩余的盐、鸡粉、生抽、陈醋、辣椒油，拌匀，盛出装盘即可。

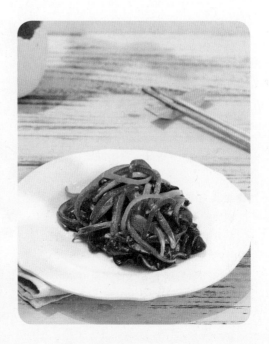

洋葱炒牛肉

材料

牛肉300克，洋葱100克，红椒片15克，姜片、蒜末、葱白各少许

调料

盐3克，生抽、水淀粉、食用油各少许

做法

❶ 洗净的洋葱、牛肉均切成片。

❷ 牛肉片加入适量生抽、盐、水淀粉、食用油，拌匀，腌渍10分钟至食材入味。

❸ 牛肉放沸水中余至断生，捞出；锅中注油，倒入牛肉，滑油约1分钟，捞出。

❹ 锅留底油，倒入姜片、蒜末、葱白爆香，放入洋葱、红椒片、牛肉、剩余的盐，炒匀至入味，用水淀粉勾芡，炒匀盛出即成。

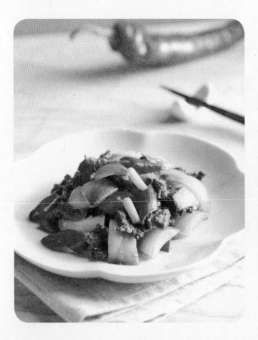

牛奶洋葱汤

材料

鲜牛奶300毫升，洋葱250克

调料

橄榄油、盐各适量

做法

❶ 将洋葱去蒂后对切成两半，再切丝，装碗备用。

❷ 锅中注适量橄榄油，烧热，将洋葱丝用油炒香。

❸ 锅中加水以小火慢熬，加入鲜牛奶提鲜，加盐调味，出锅装碗即可。

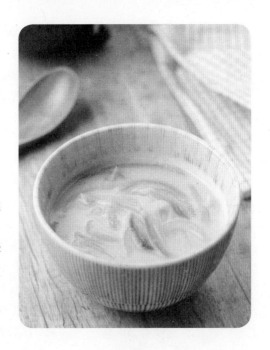

洋葱炒鳝鱼

材料

鳝鱼200克，洋葱100克，圆椒55克，姜片、蒜末、葱段各少许

调料

盐、鸡粉各3克，料酒、水淀粉各9毫升，食用油适量

做法

❶ 洗净的洋葱切块；洗净的圆椒去子，切块；处理好的鳝鱼切块，装碗，加入适量盐、料酒、水淀粉，拌匀，腌渍10分钟。

❷ 鳝鱼放沸水中煮片刻，捞出。

❸ 炒锅中倒入食用油烧热，放入姜片、蒜末、葱段爆香，倒入圆椒、洋葱、鳝鱼、剩余的料酒、盐、鸡粉、水淀粉，炒香，盛出炒好的菜肴即可。

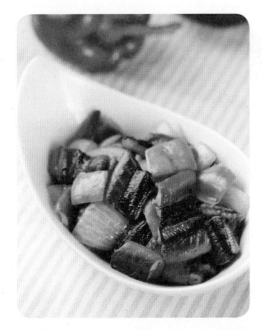

卷心菜

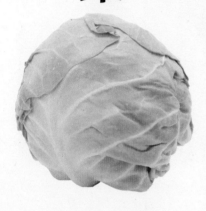

✚ 防癌功效

卷心菜富含维生素 C 和纤维素，同时，它还含有一种名为硫氰酸盐的化学成分，可以提高人体自身的解毒功能。卷心菜及其种子中还含有丰富的萝卜硫素，又叫莱菔子素，能促进细胞形成对抗外来致癌物质攻击的保护膜，从而发挥防癌、抗癌作用。十字花科植物，包括卷心菜、西蓝花、花椰菜和芥蓝等，都是抗癌的食物。很多研究显示，常吃这些蔬菜可减少胃癌、乳腺癌和肠癌的发生。

🛡 防癌研究 / 资料

中国医学科学院肿瘤研究所在进行蔬菜、水果抑制突变作用的研究中发现，卷心菜具有抑制黄曲霉素 B_1 的致突变（致癌）作用，这也证实了卷心菜的防癌、抗癌的功效。

⏱ 每100克含营养元素

营养元素	单位	参考含量
热量	千焦（kJ）	92.05
蛋白质	克（g）	1.5
脂肪	克（g）	0.2
膳食纤维	克（g）	1
碳水化合物	克（g）	3.6
维生素 A	微克（μg）	12
维生素 B_1	毫克（mg）	0.03
维生素 B_2	毫克（mg）	0.03
烟酸	毫克（mg）	0.4
维生素 C	毫克（mg）	40
维生素 E	毫克（mg）	0.5
钠	毫克（mg）	27.2
钙	毫克（mg）	49
铁	毫克（mg）	0.6

注 在上表中，"—"表示以下几种情况之一：a. 零值或估计零值；b. 未检测；c. 微量；d. 不可计算。

炝拌卷心菜

材料

卷心菜200克，蒜末、枸杞各少许

调料

盐2克，鸡粉2克，生抽8毫升

做法

❶ 卷心菜洗净去根部切块，再撕成片。

❷ 锅中注水烧开，倒入备好的卷心菜、枸杞，拌匀，捞出沥干水分，放入大碗中。

❸ 放入蒜末、盐、鸡粉、生抽，拌匀。

❹ 将拌好的菜肴放入盘中即可。

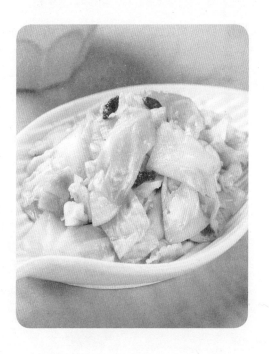

番茄炒卷心菜

材料

番茄120克，卷心菜200克，彩椒60克，蒜末、葱段各少许

调料

番茄酱10克，盐4克，鸡粉2克，白糖2克，水淀粉4毫升，食用油适量

做法

❶ 彩椒洗净切块；番茄洗净切瓣；卷心菜洗净，先切条，再切块。

❷ 取少许食用油、盐放入开水锅中，加入卷心菜，搅散，煮半分钟，至其断生，捞出。

❸ 用油起锅，倒入蒜末、葱段，爆香，放入番茄、彩椒、卷心菜，炒匀，再放入番茄酱、剩余的盐、鸡粉、白糖，炒匀调味。

❹ 淋入水淀粉，快速翻炒至熟后盛出。

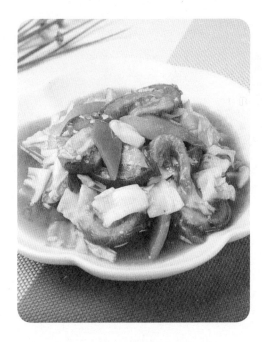

豆芽菜

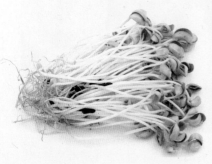

✚ 防癌功效

豆芽菜包括黄豆芽、绿豆芽、黑豆芽等，又称如意菜。豆芽菜中的木质素，能激活巨噬细胞，提高消灭癌细胞的能力。豆芽菜中的微量元素硒可抑制过氧化物及自由基的形成，阻断致癌物质与细胞内DNA（脱氧核糖核酸）的结合，有较为明显的防癌作用。豆芽菜含有大豆的活性物质——异黄酮，对乳腺癌、前列腺癌、大肠癌、子宫内膜癌有预防效果。

🛡 防癌研究 / 资料

黄豆芽富含膳食纤维，可以疏通肠胃，预防便秘。因此，黄豆芽也是便秘患者的健康蔬菜，经常吃可以降低罹患消化道癌症的风险，如食道癌、胃癌以及直肠癌。

⚖ 每100克含营养元素

营养元素	单位	参考含量
热量	千焦（kJ）	184.10
蛋白质	克（g）	4.5
脂肪	克（g）	1.6
膳食纤维	克（g）	1.5
碳水化合物	克（g）	3
维生素A	微克（μg）	5
维生素B$_1$	毫克（mg）	0.04
维生素B$_2$	毫克（mg）	0.07
烟酸	毫克（mg）	0.6
维生素C	毫克（mg）	8
维生素E	毫克（mg）	0.8
钠	毫克（mg）	7.2
钙	毫克（mg）	21
铁	毫克（mg）	0.9

注 在上表中，"—"表示以下几种情况之一：a. 零值或估计零值；b. 未检测；c. 微量；d. 不可计算。

韭菜豆芽蒸猪肝

材料

猪肝100克，豆芽70克，韭菜40克，姜丝5克

调料

料酒3毫升，生抽5毫升，盐2克，鸡粉2克，食用油、胡椒粉各适量，生粉10克

做法

❶ 豆芽洗净，切段；韭菜洗净，切段。

❷ 猪肝洗净，切成片，装入碗中，淋入料酒、生抽，撒入盐、鸡粉、胡椒粉、姜丝，拌匀，腌渍10分钟。

❸ 倒入生粉、韭菜段、豆芽段，淋入食用油，拌匀，放入注水的电蒸锅，盖上锅盖，定时蒸6分钟。

❹ 待6分钟后，掀开锅盖，将食材取出即可。

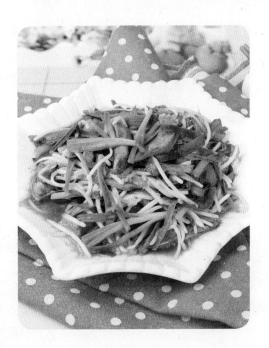

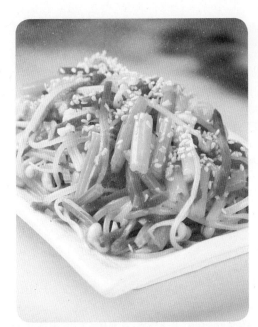

凉拌黄豆芽

材料

黄豆芽100克，芹菜80克，胡萝卜90克，白芝麻、蒜末各少许

调料

盐4克，鸡粉2克，白糖4克，芝麻油2毫升，陈醋、食用油各适量

做法

❶ 胡萝卜洗净去皮切丝；芹菜洗净后切成段。

❷ 锅中注水烧开，放入少许盐、食用油、胡萝卜、黄豆芽、芹菜段，拌匀焯水，捞出，沥干水分，装盘。

❸ 加入盐、鸡粉、蒜末、白糖、陈醋、芝麻油，搅拌至食材入味。

❹ 将拌好的食材装盘，撒上白芝麻即可。

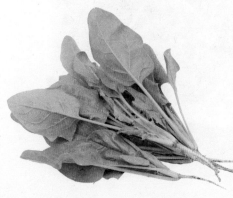

蔬菜菌菇类

菠菜

➕ 防癌功效

菠菜营养丰富，其维生素的含量在叶菜中名列前茅。菠菜中的β-胡萝卜素和叶酸的含量均十分丰富。有研究表明，β-胡萝卜素不仅可以预防癌症，而且还有抗氧化的功效；叶酸可以降低乳腺癌、大肠癌发生的危险。菠菜中的酚类成分和甾醇类成分也能抑制癌细胞。菠菜等黄绿色叶菜中的叶绿素能有效降低致癌物质黄曲霉毒素的毒性，并减少对其的吸收。

🛡 防癌研究／资料

有资料显示，每天吃菠菜等黄绿色蔬菜的人与不吃的人相比，从40岁以上的致癌危险性来看，胃癌降低了约33%，大肠癌降低了约40%。韩国癌症协会对菠菜与癌症的关联性判定如下：菠菜中的叶酸对大肠癌和乳腺癌的预防有显著效果（相关度为3个"+"）。

⏲ 每100克含营养元素

营养元素	单位	参考含量
热量	千焦（kJ）	100.42
蛋白质	克（g）	2.6
脂肪	克（g）	0.3
膳食纤维	克（g）	1.7
碳水化合物	克（g）	2.8
维生素 A	微克（μg）	487
维生素 B$_1$	毫克（mg）	0.04
维生素 B$_2$	毫克（mg）	0.11
烟酸	毫克（mg）	0.6
维生素 C	毫克（mg）	32
维生素 E	毫克（mg）	1.74
钠	毫克（mg）	85.2
钙	毫克（mg）	66
铁	毫克（mg）	2.9

注 在上表中，"—"表示以下几种情况之一：a. 零值或估计零值；b. 未检测；c. 微量；d. 不可计算。

牛肉菠菜粥

材料

水发大米85克，牛肉50克，菠菜叶40克

做法

❶ 牛肉洗净切碎；锅中注水烧开，倒入洗净的菠菜叶，焯片刻后捞出切碎。

❷ 取榨汁机，注入适量清水，放入水发大米、菠菜碎，盖上盖子，榨汁约半分钟，断电后取下机身待用。

❸ 砂锅置于火上，放入牛肉碎，炒匀，倒入大米菠菜汁，煮至粥黏稠，关火。

❹ 盛出煮好的粥，装入碗中即可。

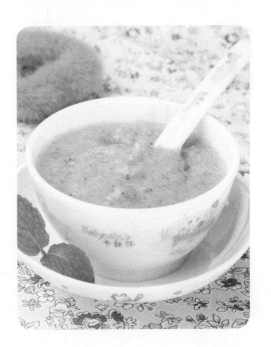

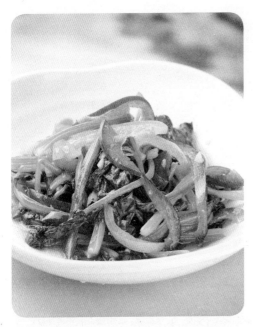

蒜蓉菠菜

材料

菠菜200克，彩椒70克，蒜末少许

调料

盐2克，鸡粉2克，食用油适量

做法

❶ 彩椒洗净切粗丝，菠菜洗净去根部。

❷ 用油起锅，倒入蒜末，爆香；倒入彩椒丝翻炒片刻，再放入菠菜，快速炒匀至食材断生。

❸ 加入盐、鸡粉，用大火翻炒至入味，关火后盛出炒好的食材，放入盘中即成。

蔬菜菌菇类

香菇

➕ 防癌功效

香菇是侧耳科植物香蕈的子实体。动物实验证明，香菇中的香菇多糖抑制肿瘤的作用与其提高机体的细胞免疫功能和体液免疫功能有关。香菇菌盖部分含有双链结构的核糖核酸，这种成分进入人体后，会产生具有抗癌作用的干扰素，可增强人体的抗癌能力。香菇中含有的 1,3-β-葡萄糖苷酶，能提高人体抑制肿瘤的能力，间接地杀死癌细胞，阻止癌细胞的扩散，具有一定的抗癌作用。

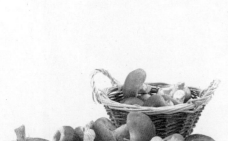

🛡 防癌研究／资料

研究人员发现，健康人食用香菇，未见提高免疫功能，但在患癌症（免疫功能受抑制）时，食用香菇能使免疫功能增强。

⏲ 每100克含营养元素

营养元素	单位	参考含量
热量	千焦（kJ）	79.50
蛋白质	克（g）	2.2
脂肪	克（g）	0.3
膳食纤维	克（g）	3.3
碳水化合物	克（g）	1.9
维生素 A	微克（μg）	—
维生素 B$_1$	毫克（mg）	—
维生素 B$_2$	毫克（mg）	0.08
烟酸	毫克（mg）	2
维生素 C	毫克（mg）	1
维生素 E	毫克（mg）	—
钠	毫克（mg）	1.4
钙	毫克（mg）	2
铁	毫克（mg）	0.3

注 在上表中，"—"表示以下几种情况之一：a. 零值或估计零值；b. 未检测；c. 微量；d. 不可计算。

鸡肉蔬菜香菇汤

材料

鸡肉20克，魔芋50克，油豆腐20克，去皮白萝卜50克，香菇20克，去皮胡萝卜30克，葱段8克，高汤适量

调料

盐1克，五香粉3克，生抽5毫升，芝麻油适量

做法

❶ 鸡肉和魔芋洗净，先切条，再切丁；胡萝卜和白萝卜洗净，切片。

❷ 香菇洗净，切成四块；葱段洗净，切粒；油豆腐对半切开，切块。

❸ 热锅中注芝麻油烧热，加鸡肉、魔芋、白萝卜、胡萝卜，倒入葱粒，炒至变软，放入高汤、油豆腐、香菇、盐、生抽，搅匀，炒至熟软。

❹ 关火后盛出装碗，撒上五香粉即可。

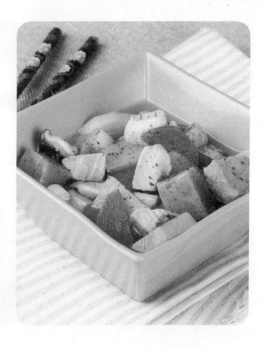

鲜香菇烩丝瓜

材料

丝瓜250克，香菇15克，姜片少许

调料

盐1克，水淀粉5毫升，芝麻油5毫升，食用油适量

做法

❶ 丝瓜洗净去皮切片；姜片洗净，切粒；香菇洗净去柄切片。

❷ 沸水锅中倒入香菇片、丝瓜片，焯至食材断生捞出，沥干水分装盘待用。

❸ 姜粒放入油锅爆香，倒入香菇、丝瓜，翻炒，注水，加入盐，拌匀，再用水淀粉勾芡，淋入芝麻油，炒匀提香。

❹ 关火后盛出菜肴，装盘即可。

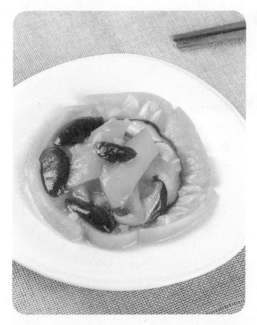

香菇蒸蛋

材料

香菇3个，鸡蛋3个，香菜末5克

调料

盐3克，橄榄油适量

做法

❶ 鸡蛋打入碗中搅匀，再加入温开水，放入少许盐，搅拌均匀，用勺子把泡沫撇去。

❷ 拌好的蛋液中加入洗净切成薄片的香菇。

❸ 蒸锅里烧开水，放入蒸碗并盖上盖子，中火煮7~8分钟即可。

❹ 出锅后放入香菜末，淋上橄榄油即可。

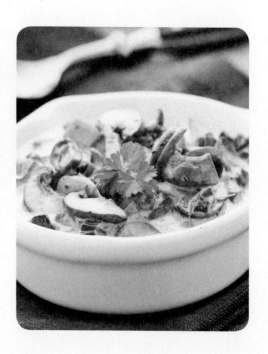

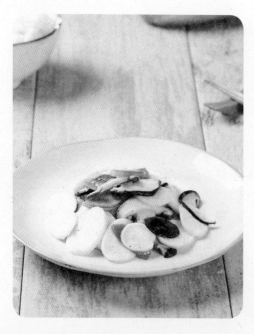

香菇炒茭白

材料

茭白200克，香菇20克，葱、胡萝卜片各少许

调料

盐、鸡粉、水淀粉、食用油各适量

做法

❶ 去皮洗净的茭白切片；洗好的香菇切成片；洗好的葱切成段。

❷ 热锅注油，倒入茭白、香菇、胡萝卜片，翻炒1分钟，加入盐、鸡粉，炒至熟透。

❸ 加入水淀粉，撒入葱段，炒匀；将炒好的香菇茭白盛入盘内即成。

荷兰豆炒香菇

材料

荷兰豆120克，香菇60克

调料

盐、鸡粉各2克，料酒5毫升，水淀粉4毫升，食用油适量

做法

❶ 洗净的荷兰豆切去头尾；洗好的香菇切粗丝。

❷ 锅中注水烧开，加入少许盐、食用油、鸡粉、香菇丝，搅散，略煮片刻，倒入荷兰豆，拌匀，煮至食材断生，捞出，沥干水分。

❸ 用油起锅，放入荷兰豆、香菇、料酒，炒匀，加入鸡粉、盐、水淀粉，炒匀，把炒好的食材盛入盘中即可。

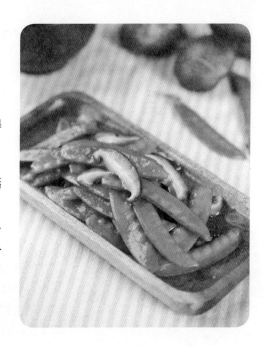

香菇蒸红枣

材料

香菇60克，红枣20克，葱花少许

调料

盐、鸡粉各少许，生抽3毫升，生粉4克，食用油适量

做法

❶ 洗净的香菇切成小块；洗好的红枣去核，取果肉，切成丝。

❷ 香菇装碗，加入盐、鸡粉、生抽、红枣、生粉、食用油，拌至入味。

❸ 把拌好的香菇、红枣装盘，将盘子放到烧开的蒸锅中，蒸5分钟；把蒸好的香菇、红枣取出，再撒上葱花即可。

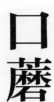

蔬菜菌菇类

口蘑

➕ 防癌功效

口蘑是生长在蒙古草原上的一种白色伞菌属野生蘑菇，味道鲜美，营养丰富。口蘑中的多糖体是抗癌活性物质，可以促进抗体形成，使机体对肿瘤产生免疫能力，抑制肿瘤细胞的生长。从中医的角度来讲，口蘑滋阴、益气、健脾，可以减轻化疗等治疗手段带来的不良作用。

🛡 防癌研究／资料

据报道，日本学者联合应用香菇多糖、白细胞介素-2（IL-2）治疗10例原发性肝细胞癌（PLC），治疗剂量为蘑菇多糖每周8毫克，IL-2每日1000单位。结果淋巴因子活化杀伤细胞（LAK）活性、自然杀伤细胞（NK）活性均显著增强，外周血液中IL-2受体携带淋巴细胞显著增加。同时，部分患者显示肿瘤缩小，甲胎蛋白（AFP）值下降。

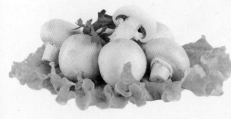

⏲ 每100克含营养元素

营养元素	单位	参考含量
热量	千焦（kJ）	1012.53
蛋白质	克（g）	38.7
脂肪	克（g）	3.3
膳食纤维	克（g）	17.2
碳水化合物	克（g）	14.4
维生素 A	微克（μg）	—
维生素 B$_1$	毫克（mg）	0.07
维生素 B$_2$	毫克（mg）	0.08
烟酸	毫克（mg）	44.3
维生素 C	毫克（mg）	0
维生素 E	毫克（mg）	8.57
钠	毫克（mg）	5.2
钙	毫克（mg）	169
铁	毫克（mg）	19.4

注 在上表中，"—"表示以下几种情况之一：a. 零值或估计零值；b. 未检测；c. 微量；d. 不可计算。

豌豆炒口蘑

材料

口蘑65克，胡萝卜65克，豌豆120克，彩椒25克

调料

盐、鸡粉、水淀粉、食用油各适量

做法

❶ 胡萝卜洗净，先切厚片，再切块；口蘑洗净，切成薄片；彩椒洗净，切块，备用；豌豆洗净。

❷ 锅中注入适量清水烧开，倒入口蘑、豌豆、胡萝卜、彩椒，煮至断生后捞出，沥干水分。

❸ 用油起锅，倒入口蘑、豌豆、胡萝卜、彩椒，炒匀，加入适量盐、鸡粉，淋入水淀粉，炒熟关火。

❹ 盛出炒好的菜肴即可。

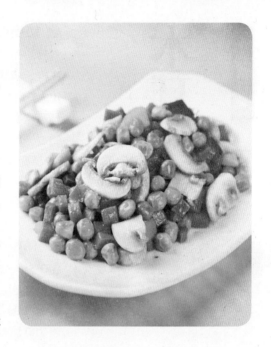

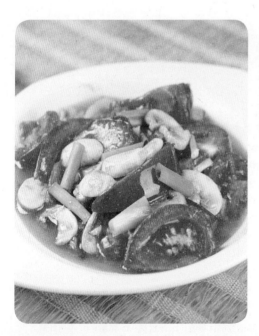

番茄炒口蘑

材料

口蘑90克，番茄120克，蒜末、葱段、姜片各适量

调料

鸡粉2克，盐4克，水淀粉、食用油各适量

做法

❶ 口蘑洗净切片，番茄去蒂切小块。

❷ 锅中注水烧开，加入少许盐，倒入口蘑，煮1分钟至熟，捞出。

❸ 油锅中放入姜片、蒜末爆香，倒入口蘑，拌炒匀，加入番茄，炒匀。

❹ 放入剩余的盐、鸡粉，炒匀调味，倒入水淀粉，勾芡，盛出装盘，放上葱段即可。

蔬菜菌菇类

木耳

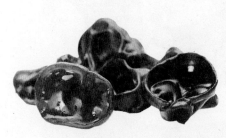

✚ 防癌功效

木耳营养丰富，是滋补强壮之品。木耳含有膳食纤维、胡萝卜素、B族维生素、维生素C、维生素E、多糖体、胶质、钾、钙、铁等抗癌成分。木耳还含有木耳多糖，这是从木耳子实体中分离得到的一种酸性黏多糖。现已证实它有抗肿瘤的作用，可提高人体免疫力，起到预防癌症的效果。木耳还能减少血液凝块，有防止动脉粥样硬化、预防冠心病的作用。

🛡 防癌研究 / 资料

①研究人员通过小白鼠动物实验证实，木耳多糖有抗突变及抗癌作用。
②日本学者研究证实，木耳水提物对瑞士小鼠S-180癌有抑制作用。

⏱ 每100克含营养元素

营养元素	单位	参考含量
热量	千焦（kJ）	87.86
蛋白质	克（g）	1.5
脂肪	克（g）	0.2
膳食纤维	克（g）	2.6
碳水化合物	克（g）	3.4
维生素 A	微克（μg）	3
维生素 B_1	毫克（mg）	0.01
维生素 B_2	毫克（mg）	0.05
烟酸	毫克（mg）	0.2
维生素 C	毫克（mg）	1
维生素 E	毫克（mg）	7.51
钠	毫克（mg）	8.5
钙	毫克（mg）	34
铁	毫克（mg）	5.5

注 在上表中，"一"表示以下几种情况之一：a. 零值或估计零值；b. 未检测；c. 微量；d. 不可计算。

木耳鸡蛋炒饭

材料

米饭200克，火腿肠75克，鸡蛋液45克，
水发木耳120克，葱花少许

调料

盐2克，鸡粉2克，食用油适量

做法

❶ 木耳洗净，切碎；火腿肠切丁。

❷ 热锅注油烧热，倒入备好的鸡蛋液，
翻炒至松散，盛出装盘。

❸ 锅底留油烧热，倒入木耳、火腿肠、
米饭、鸡蛋、炒松散，加入盐、鸡粉、
葱花，翻炒出香味。

❹ 关火后将炒好的饭盛出装盘即可。

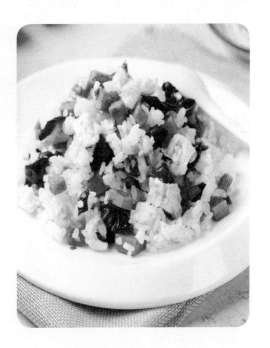

木耳山药

材料

水发木耳80克，圆椒40克，去皮山药
200克，彩椒40克，葱段、姜片各少许

调料

盐2克，鸡粉2克，蚝油3克，食用油适量

做法

❶ 圆椒和彩椒洗净，切开去子，切成片；
山药洗净，切片；水发木耳洗净，撕
成小朵。

❷ 锅中注入清水烧开，倒入山药、木耳、
圆椒、彩椒，煮至断生后捞出。

❸ 姜片、葱段倒入油锅中爆香，放入蚝
油、山药、木耳、圆椒、彩椒。

❹ 加入盐、鸡粉，翻炒片刻至入味。

❺ 将炒好的菜肴盛出装盘即可。

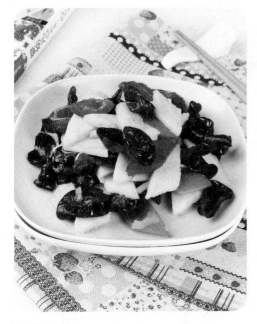

猪肝炒木耳

材料

猪肝180克，水发木耳50克，姜片、蒜末、葱段各少许

调料

盐、鸡粉各3克，生抽、水淀粉、料酒、食用油各适量

做法

❶ 洗净的木耳切成小块；洗好的猪肝切成片，装碗，加入少许盐、鸡粉，抓匀，腌渍至入味。

❷ 锅中注水烧开，加入适量盐，倒入木耳，焯水至其八成熟，捞出。

❸ 用油起锅，放入姜片、蒜末、葱段，爆香，倒入猪肝、料酒，炒香，放入木耳、剩余的盐、鸡粉、生抽，炒匀，倒入水淀粉勾芡，将炒好的材料盛出即成。

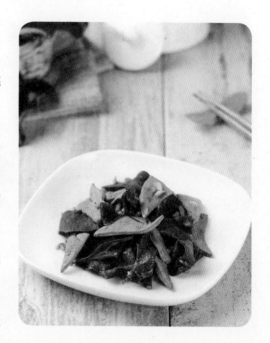

蜂蜜蒸木耳

材料

水发木耳100克，枸杞15克

调料

蜂蜜10克

做法

❶ 洗净的木耳放入蒸盘中，撒上枸杞，淋上蜂蜜。

❷ 烧开的蒸锅中放入蒸盘，蒸至食材熟软，取出即可。

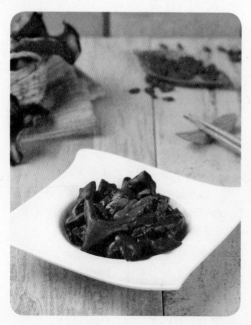

枸杞百合蒸木耳

材料

百合50克，枸杞5克，水发木耳100克

调料

盐1克，芝麻油适量

做法

❶ 取百合洗净掰成小片；木耳洗净，撕成小朵。

❷ 取空碗，放入木耳、百合、枸杞，淋入芝麻油，加入盐，搅拌均匀，将拌好的食材装盘。

❸ 备好已注水烧开的电蒸锅，放入食材，加盖，调好时间旋钮，蒸5分钟至熟。

❹ 揭盖，取出蒸好的枸杞百合蒸木耳即可。

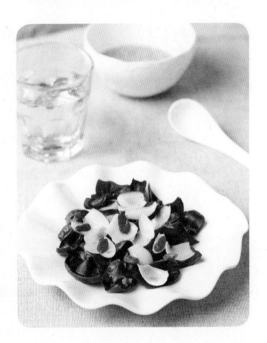

木耳煲猪腿肉

材料

猪腿肉块300克，水发木耳40克，红枣10克，清汤适量，桂圆、枸杞、姜片各5克

调料

盐、味精、料酒、胡椒粉各适量

做法

❶ 木耳洗净，撕成小朵，装入盘中备用；红枣、桂圆、枸杞分别洗净；猪腿肉块放入沸水中氽去血水。

❷ 锅中倒入清汤，加入猪腿肉块、料酒、木耳、红枣、桂圆、枸杞、姜片，煲2小时。

❸ 加入盐、味精、胡椒粉，拌匀，盖上盖再煲15分钟，关火，盛入碗中即可。

蔬菜菌菇类

银耳

🩺 防癌功效

银耳又称白木耳、雪耳、银耳子等，有"菌中之冠"的美称，是营养滋补佳品。银耳中所含的有效抗癌成分为银耳多糖。银耳多糖抗癌机制不同于细胞毒性药物的直接杀伤作用，而是通过提高机体免疫力，间接抑制肿瘤的生长。适量食用银耳，可在一定程度上缓解肿瘤患者放疗或化疗后引起的口干咽燥、津液亏损等症状。

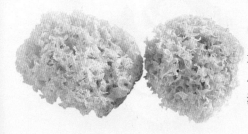

🛡 防癌研究/资料

大量的实验已经证实，从银耳提取的多糖类物质对小鼠肉瘤 S-180 有抑制作用，在体外能使正常人淋巴细胞转化，其活性类似选择素。

⏱ 每100克含营养元素

营养元素	单位	参考含量
热量	千焦（kJ）	836.8
蛋白质	克（g）	10
脂肪	克（g）	1.4
膳食纤维	克（g）	30.4
碳水化合物	克（g）	36.9
维生素 A	微克（μg）	8
维生素 B_1	毫克（mg）	0.05
维生素 B_2	毫克（mg）	0.25
烟酸	毫克（mg）	5.3
维生素 C	毫克（mg）	—
维生素 E	毫克（mg）	1.26
钠	毫克（mg）	82.1
钙	毫克（mg）	36
铁	毫克（mg）	4.1

注 在上表中，"—"表示以下几种情况之一：a. 零值或估计零值；b. 未检测；c. 微量；d. 不可计算。

冬瓜银耳排骨汤

材料

冬瓜300克，干百合20克，玉竹15克，水发银耳55克，排骨段200克，水发薏米25克，水发芡实30克，姜片少许，茯苓、淮山、桂圆肉各适量

调料

盐2克

做法

❶ 冬瓜洗净切块；芡实、薏米、淮山、茯苓、玉竹、干百合洗净；排骨洗净入沸水中煮片刻后捞出，沥干水分。

❷ 砂锅中注入清水烧开，放入排骨段、冬瓜、芡实、薏米、淮山、茯苓、桂圆肉、玉竹、干百合、银耳。

❸ 撒上姜片，拌匀，煮至食材熟透。

❹ 加入盐，拌匀，煮至入味，盛出煮好的排骨汤，装碗即可。

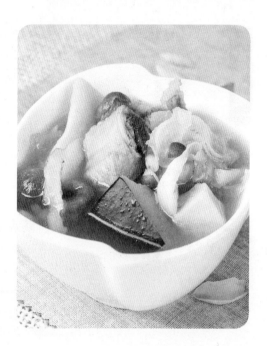

猕猴桃银耳羹

材料

猕猴桃70克，水发银耳100克

调料

冰糖20克，食粉适量

做法

❶ 银耳洗净，去除黄色根部，切块；猕猴桃洗净，去皮切片。

❷ 锅中注入适量清水烧开，加入食粉，倒入银耳，拌匀，煮至沸腾，放入猕猴桃，拌匀。

❸ 加入冰糖，煮至溶化，拌匀入味，盛出，装入碗中即可。

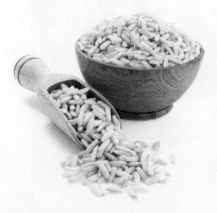

粮薯豆类

糙米

🩺 防癌功效

糙米是稻谷经砻谷机脱去稻壳后得到的一种全谷粒大米，它去壳后仍保留些许外层组织，故而口感较粗。与精米相比，糙米更富含膳食纤维。《食物、营养、身体活动和癌症预防》（2 版）71 页："专家组认为：含有膳食纤维的食物很可能能预防结肠 / 直肠癌，有限的证据提示含有膳食纤维的食物能预防食管癌。"

🛡 防癌研究 / 资料

韩国癌症协会和韩国营养学会联合研究结果指出：尽管还没有确切的研究结果表明糙米中的膳食纤维可以预防癌症，但仅凭其可以降低心脏病、糖尿病等疾病的危险性这一点，也值得将糙米作为保健食谱中重要的一员。

⏱ 每100克含营养元素

营养元素	单位	参考含量
热量	千焦（kJ）	1447.66
蛋白质	克（g）	7.4
脂肪	克（g）	0.8
膳食纤维	克（g）	0.7
碳水化合物	克（g）	77.2
维生素 A	微克（μg）	—
维生素 B_1	毫克（mg）	0.11
维生素 B_2	毫克（mg）	0.05
烟酸	毫克（mg）	1.9
维生素 C	毫克（mg）	—
维生素 E	毫克（mg）	0.46
钠	毫克（mg）	3.8
钙	毫克（mg）	13
铁	毫克（mg）	2.3

注 在上表中，"—"表示以下几种情况之一：a. 零值或估计零值；b. 未检测；c. 微量；d. 不可计算。

糙米茶

材料

糙米100克

做法

❶ 煎锅置火上，烧热，倒入备好的糙米。

❷ 用中小火翻炒片刻，至糙米呈现黄褐色后，盛入茶壶，再注入开水至八九分满。

❸ 盖上盖，浸泡约10分钟，至茶散发出香味。

❹ 另取一个空茶杯，倒入泡好的糙米茶即可。

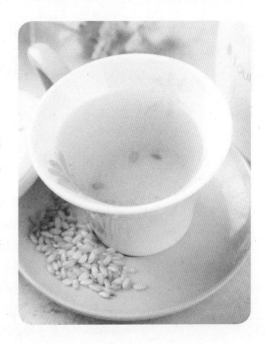

芹菜糙米粥

材料

水发糙米100克，芹菜30克，葱花少许

做法

❶ 洗净的芹菜切碎，待用；砂锅中注入适量的清水烧热，倒入泡发好的糙米，拌匀。

❷ 大火煮开后转小火煮45分钟至米粒熟软，掀开锅盖，倒入芹菜碎，搅拌匀。

❸ 将煮好的粥盛出装入碗中，撒上葱花即可。

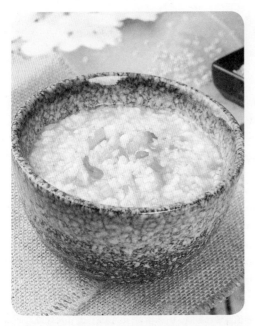

玉米

粮薯豆类

🏥 防癌功效

玉米中所含的谷胱甘肽是抗癌因子，它能与其他一些具有致癌作用的物质结合，使其失去致癌性。玉米中所含的胡萝卜素，被人体吸收后能转化为维生素 A，具有一定的防癌作用；其所含的植物纤维素，能加速致癌物质和其他毒物的排出，从而减少结肠癌发生的可能性。

🛡 防癌研究 / 资料

①在秘鲁和格鲁吉亚这些世界闻名的长寿地区，人们把玉米作为日常主要食品，这些地区的居民患癌症的概率也较低。

②据国外科技资料证实，在非洲的一些国家和意大利、西班牙、巴西等国，癌症发病率比其他国家低，其主要原因之一就是这些地区生活的人都以玉米为主食。

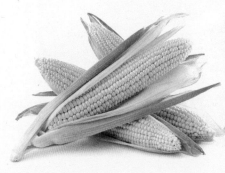

⏱ 每100克含营养元素

营养元素	单位	参考含量
热量	千焦（kJ）	443.50
蛋白质	克（g）	4
脂肪	克（g）	1.2
膳食纤维	克（g）	2.9
碳水化合物	克（g）	19.9
维生素 A	微克（μg）	—
维生素 B_1	毫克（mg）	0.16
维生素 B_2	毫克（mg）	0.11
烟酸	毫克（mg）	1.8
维生素 C	毫克（mg）	—
维生素 E	毫克（mg）	0.46
钠	毫克（mg）	1.1
钙	毫克（mg）	—
铁	毫克（mg）	1.1

注 在上表中，"—"表示以下几种情况之一：a. 零值或估计零值；b. 未检测；c. 微量；d. 不可计算。

碎玉米粥

材料

燕麦80克，水发大米50克，碎玉米50克

做法

❶ 备好电饭锅，打开盖，倒入浸泡好的燕麦和大米，放入洗好的碎玉米，注入适量清水，搅匀。

❷ 盖上盖，按功能键，调至"八宝粥"功能，煮约60分钟，至食材熟透。

❸ 断电后揭盖，盛出煮好的玉米粥即可。

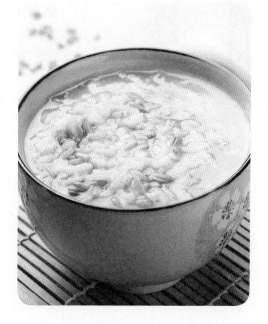

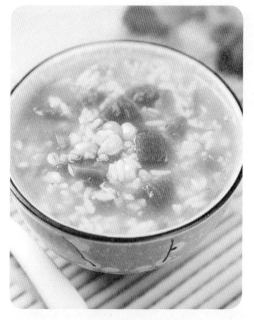

玉米南瓜大麦粥

材料

水发大米200克，去皮南瓜150克，玉米粒150克，水发大麦200克

调料

食用油少许

做法

❶ 南瓜处理好切块；玉米粒洗净切碎。

❷ 砂锅中注入适量清水烧开，倒入玉米粒，大火煮熟后，放入洗净的大麦、大米，拌匀，转小火煮熟。

❸ 倒入南瓜，煮至熟软，加入少许油，拌匀。

❹ 关火，盛出装碗即可。

粮薯豆类

荞麦

➕ 防癌功效

荞麦中含有丰富的赖氨酸成分，铁、锰、锌等微量元素含量也比一般谷物丰富。而且其含有丰富的膳食纤维，是一般精制大米的10倍。荞麦是典型的粗粮，常吃荞麦可以促进胃肠蠕动，清洗人体的肠壁，有通便的作用，可在一定程度上预防结肠癌和直肠癌。

🛡 防癌研究/资料

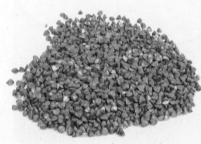

中西医结合肿瘤内科著名专家、卫生部中日友好医院中医肿瘤科副主任李佩文教授认为，斐济群岛共和国之所以被称为"无癌之国"，与其多吃荞麦有关。

🍯 每100克含营养元素

营养元素	单位	参考含量
热量	千焦（kJ）	1355.61
蛋白质	克（g）	9.3
脂肪	克（g）	2.3
膳食纤维	克（g）	6.5
碳水化合物	克（g）	66.5
维生素 A	微克（μg）	3
维生素 B$_1$	毫克（mg）	0.28
维生素 B$_2$	毫克（mg）	0.16
烟酸	毫克（mg）	2.2
维生素 C	毫克（mg）	—
维生素 E	毫克（mg）	4.4
钠	毫克（mg）	4.7
钙	毫克（mg）	47
铁	毫克（mg）	6.2

注 在上表中，"—"表示以下几种情况之一：a. 零值或估计零值；b. 未检测；c. 微量；d. 不可计算。

绿豆荞麦燕麦粥

材料

水发绿豆80克，水发荞麦100克，燕麦片50克

做法

❶ 砂锅中注入适量清水烧热，倒入洗好滤净的荞麦、绿豆，拌匀，盖上盖，烧开后用小火煮约30分钟。

❷ 揭开盖，搅拌几下，放入燕麦片，拌匀。再盖上盖，用小火续煮约5分钟至食材熟透。

❸ 揭开盖，搅拌均匀，关火后盛出煮好的粥即可。

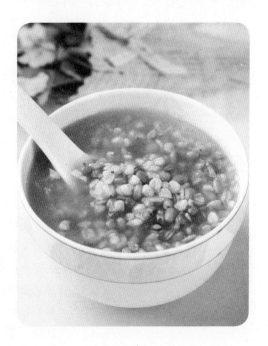

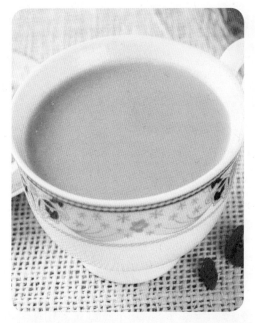

荞麦枸杞豆浆

材料

水发黄豆55克，枸杞25克，水发荞麦30克

做法

❶ 将泡发好的黄豆和荞麦洗净，过滤掉水分，倒入豆浆机中，加入备好的枸杞，注入清水至水位线，盖上盖，开始打浆。

❷ 待豆浆机运转约15分钟，即成豆浆。

❸ 把煮好的豆浆倒入滤网，滤掉残渣，盛入杯中，用汤匙撇去浮沫即可。

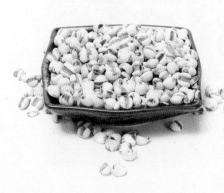

粮薯豆类

薏米

➕ 防癌功效

《食物、营养、身体活动和癌症预防》（2版）明确强调：长期食用谷类食物更安全。关于谷物（谷类）和根茎类能够影响某些癌症危险性的直接证据还不是很充分（注：但相关或间接证据已不少）。临床上，薏米也多用于癌症放、化疗期间调理脾胃，对脾虚湿盛的消化道肿瘤及痰热挟湿的肺癌更为适宜。

🛡 防癌研究/资料

研究人员发现，临床应用薏米配伍的煎剂能观察到对晚期癌症患者有延长生命的效果，并发现给癌症患者腹腔注射薏米丙酮提取物后，经腹水检查，癌细胞的原生质发生显著变性。此外，还发现薏米50%乙醇提取物可促进培养的扁平上皮癌细胞发生角化。

⏱ 每100克含营养元素

营养元素	单位	参考含量
热量	千焦（kJ）	1493.69
蛋白质	克（g）	12.8
脂肪	克（g）	3.3
膳食纤维	克（g）	2
碳水化合物	克（g）	69.1
维生素 A	微克（μg）	—
维生素 B$_1$	毫克（mg）	0.22
维生素 B$_2$	毫克（mg）	0.15
烟酸	毫克（mg）	2
维生素 C	毫克（mg）	—
维生素 E	毫克（mg）	2.08
钠	毫克（mg）	3.6
钙	毫克（mg）	42
铁	毫克（mg）	3.6

注 在上表中，"—"表示以下几种情况之一：a. 零值或估计零值；b. 未检测；c. 微量；d. 不可计算。

菱角薏米汤

材料

水发薏米130克，菱角肉100克

调料

白糖3克

做法

❶ 砂锅中注入清水烧热，倒入薏米，盖盖，大火烧开后改小火煮约35分钟，至米粒变软。

❷ 揭盖，搅拌几下，再倒入洗净的菱角肉，转中火，加入白糖，搅拌匀，煮约3分钟，至糖分溶化。

❸ 关火后盛出煮好的薏米汤，装碗即可。

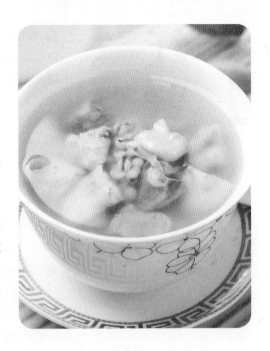

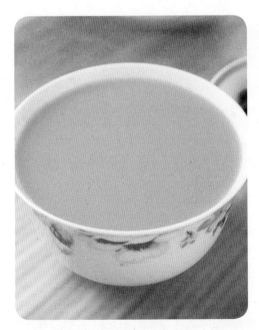

薏米黑豆浆

材料

水发薏米50克，水发黑豆50克

调料

白糖8克

做法

❶ 把泡好的黑豆放入豆浆机中，加入薏米、白糖，注入清水至水位线，开始打浆。

❷ 待豆浆机运转约20分钟，即成豆浆。

❸ 把煮好的豆浆倒入滤网，用汤匙轻轻搅拌，滤除残渣，将滤好的豆浆倒入杯中，用汤匙撇去浮沫即可。

粮薯豆类

红薯

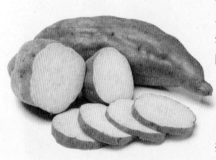

➕ 防癌功效

红薯中含有一种叫脱氢表雄酮（DHEA）的物质，对防治癌症有一定的效果。红薯中含有丰富的 β-胡萝卜素、维生素 C 和叶酸。β-胡萝卜素和维生素 C 的抗氧化作用有助于抵抗氧化应激对遗传物质脱氧核糖核酸的损伤，有助于清除体内的自由基，进而起到一定的抗癌作用。常吃红薯还有助于维持人体的正常叶酸水平，从而降低患癌症的风险。另外红薯中膳食纤维含量很高，对促进胃肠蠕动，预防结肠癌、直肠癌和乳腺癌有一定效果。

🛡 防癌研究 / 资料

日本国立癌症预防研究所的科学家对植物类食物的抗癌功效进行了全面研究。结果显示，熟红薯和生红薯位列 20 种对肿瘤细胞有明显抑制效应的蔬菜、薯类排行榜的第一名和第二名。

⏱ 每100克含营养元素

营养元素	单位	参考含量
热量	千焦（kJ）	414.22
蛋白质	克（g）	1.1
脂肪	克（g）	0.2
膳食纤维	克（g）	1.6
碳水化合物	克（g）	23.1
维生素 A	微克（μg）	125
维生素 B$_1$	毫克（mg）	0.04
维生素 B$_2$	毫克（mg）	0.04
烟酸	毫克（mg）	0.6
维生素 C	毫克（mg）	26
维生素 E	毫克（mg）	0.28
钠	毫克（mg）	28.5
钙	毫克（mg）	23
铁	毫克（mg）	0.5

注 在上表中，"—"表示以下几种情况之一：a. 零值或估计零值；b. 未检测；c. 微量；d. 不可计算。

橘子红薯汁

材料

橘子2个，去皮熟红薯50克

调料

肉桂粉少许

做法

❶ 红薯切块；橘子剥皮去筋，剥成小瓣。

❷ 将红薯块倒入榨汁机中，放入橘子瓣，注入80毫升的凉开水。

❸ 盖上盖，启动榨汁机，榨约15秒成红薯汁，断电后揭开盖，将红薯汁倒入杯中，放上肉桂粉即可。

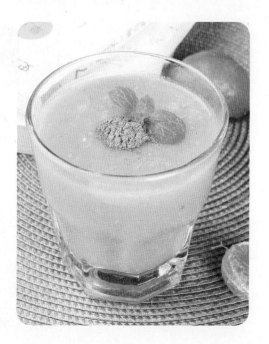

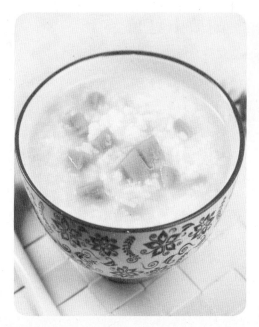

红薯粥

材料

红薯150克，水发大米100克

做法

❶ 砂锅中注水烧开，倒入泡好的大米。

❷ 放入去皮洗净切好的红薯，拌匀。

❸ 加盖，用大火煮开后转小火续煮1小时至食材熟软，揭盖，搅拌一下。

❹ 关火后盛出煮好的粥，装碗即可。

红豆红薯汤

材料

水发红豆20克，红薯200克

调料

白糖4克

做法

❶ 将洗净去皮的红薯切成丁。

❷ 砂锅中注水烧开，倒入洗净的红豆，拌匀，煮40分钟至食材熟软。

❸ 倒入红薯，搅拌匀，煮15分钟至红薯熟透。

❹ 加入白糖，拌匀，煮至白糖完全溶化，盛出煮好的汤料即可。

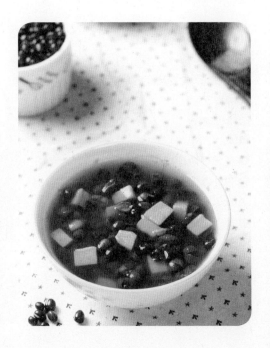

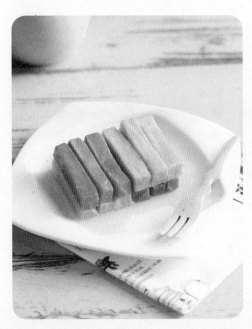

胡萝卜红薯条

材料

胡萝卜120克，红薯120克

调料

蜂蜜适量

做法

❶ 洗净的胡萝卜去皮，切成条；洗净的红薯去皮，切成条。

❷ 备好碗，把胡萝卜条、红薯条摆放在碗中。

❸ 将碗放入蒸锅中，蒸至熟软，取出，淋上蜂蜜即可。

红薯汤

材料

红薯200克，葱少许

调料

红糖适量

做法

❶ 洗净的红薯去皮，切成块；洗净的葱切成段。

❷ 锅中注入适量清水，放入红薯，煮至熟软，搅拌至浓稠。

❸ 盛出，放入红糖拌匀，撒上葱段即可。

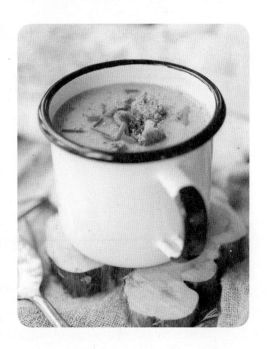

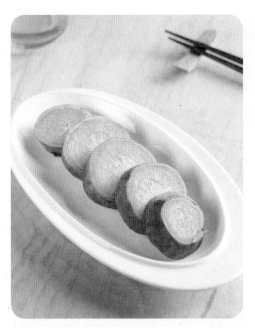

清蒸红薯

材料

红薯350克

做法

❶ 洗净的红薯切成块，装入蒸盘中，待用。

❷ 蒸锅上火烧开，放入蒸盘，盖上盖，用中火蒸约15分钟，至红薯熟透。

❸ 揭盖，取出蒸好的红薯，待稍微放凉后即可食用。

粮薯豆类

土豆

✚ 防癌功效

土豆是一种粮菜兼用型蔬菜，学名马铃薯，与稻、麦、玉米、高粱一起被称为全球五大农作物。马铃薯中含有较多的维生素B_6、泛酸和维生素C，而这些物质具有增强淋巴组织及强化黏膜组织的作用，所以常食土豆可以预防上皮组织发生癌变及增强机体的整体抗癌能力。

★注：所谓"生汁疗法"值得商榷，土豆（马铃薯）最好是经过煎、炒、煮或蒸熟后食用。

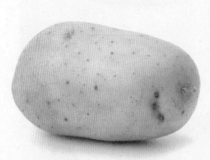

🛡 防癌研究/资料

1985年，日本原东北大学教授小柳达男发表论义指出，每天吃一个土豆（马铃薯）能起到防癌作用。

⏱ 每100克含营养元素

营养元素	单位	参考含量
热量	千焦（kJ）	317.98
蛋白质	克（g）	2
脂肪	克（g）	0.2
膳食纤维	克（g）	0.7
碳水化合物	克（g）	16.5
维生素 A	微克（μg）	5
维生素 B_1	毫克（mg）	0.08
维生素 B_2	毫克（mg）	0.04
烟酸	毫克（mg）	1.1
维生素 C	毫克（mg）	27
维生素 E	毫克（mg）	0.34
钠	毫克（mg）	2.7
钙	毫克（mg）	8
铁	毫克（mg）	0.8

注 在上表中，"—"表示以下几种情况之一：a.零值或估计零值；b.未检测；c.微量；d.不可计算。

醋熘土豆丝

材料

土豆200克，胡萝卜40克，葱段、大蒜片各少许

调料

盐3克，陈醋8毫升，水淀粉5毫升，鸡粉、花椒、食用油各适量

做法

❶ 土豆洗净削皮切丝；胡萝卜洗净去皮切丝。

❷ 锅中注水烧开，加入少许盐、鸡粉，倒入土豆、胡萝卜，拌匀，煮至断生。

❸ 将花椒、葱段放入油锅爆香，倒入焯过水的土豆丝和胡萝卜丝，翻炒均匀；加入剩余的盐、陈醋，炒匀，倒入水淀粉勾芡。

❹ 炒至食材熟透，关火后盛出炒好的食材，装入盘中即成。

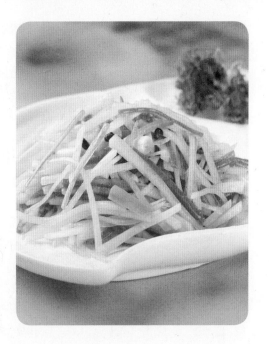

土豆蒸饭

材料

去皮土豆200克，水发大米250克，去皮胡萝卜20克，葱花少许

调料

盐2克，生抽、食用油各适量

做法

❶ 土豆切条，改切成丁；胡萝卜切丁。

❷ 大米放入碗中加水，放入蒸锅中，注入适量清水烧开，蒸熟。

❸ 用油起锅，倒入土豆、胡萝卜，加入盐、生抽，翻炒入味，盛出装入盘中待用。

❹ 将炒好的菜肴倒在米饭上，加盖，蒸8分钟至食材熟透，关火后取出蒸好的米饭，撒上葱花即可。

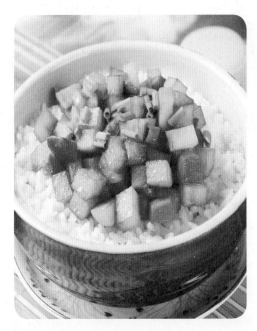

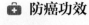

粮薯豆类

黄豆

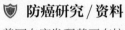

✚ 防癌功效

豆类中含有多种可能具有抗肿瘤作用的成分，如酶蛋白抑制剂、皂苷以及在大豆中含量很高的染料木素、大豆素等植物雌激素。它们具有抗氧化作用，能抑制血管向肿瘤内生长，并可能影响癌细胞的凋亡和生长。比如异黄酮，是黄豆中最主要的抗癌成分。另外，许多豆类还含有抗肿瘤作用的鱼藤素（deguelin）。

🛡 防癌研究 / 资料

美国专家发现黄豆有抗癌的功效，并已证实黄豆至少含有五种已知的抗癌物质，能够防止与激素有关的癌症发生。黄豆也是抑制蛋白类的最佳武器，在动物实验中完全阻止了大肠、口腔、胰、肺、肝及食道等各种癌症的发展。

⏲ 每100克含营养元素

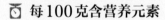

营养元素	单位	参考含量
热量	千焦（kJ）	1502.06
蛋白质	克（g）	35.1
脂肪	克（g）	16
膳食纤维	克（g）	15.5
碳水化合物	克（g）	18.6
维生素 A	微克（μg）	37
维生素 B$_1$	毫克（mg）	0.41
维生素 B$_2$	毫克（mg）	0.2
烟酸	毫克（mg）	2.1
维生素 C	毫克（mg）	—
维生素 E	毫克（mg）	18.9
钠	毫克（mg）	2.2
钙	毫克（mg）	191
铁	毫克（mg）	8.2

注 在上表中，"—"表示以下几种情况之一：a. 零值或估计零值；b. 未检测；c. 微量；d. 不可计算。

黄豆小米粥

材料

小米120克，水发黄豆80克，葱花少许

调料

盐3克

做法

❶ 砂锅中注水烧开，倒入洗好的小米，放入泡好的黄豆，拌匀。

❷ 加盖，用大火煮开后转小火续煮1小时至食材熟软，揭盖，加入盐，拌匀调味。

❸ 关火后盛出煮好的粥，装在碗中，撒上葱花点缀即可。

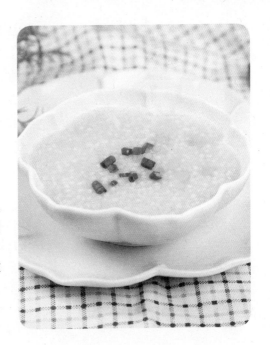

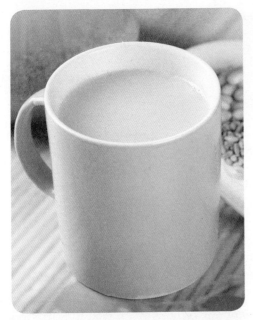

彩椒拌黄豆

材料

彩椒85克，水发黄豆100克，葱花少许

调料

盐7克，鸡粉、生抽、芝麻油各适量

做法

❶ 将洗净的彩椒去子，切成丁。

❷ 锅中注水烧开，倒入黄豆，加入少许盐，焖煮约5分钟。加入彩椒，煮熟，盛出碗中。

❸ 趁热放入剩余的盐、鸡粉、生抽、芝麻油，拌匀至入味，撒上葱花即可。

粮薯豆类

绿豆

🩹 防癌功效

绿豆含有丰富的膳食纤维，能促进肠胃蠕动，维护胃肠正常运转，阻止肠壁吸收有毒物质，预防癌细胞生成，进而预防癌症。绿豆所含的核酸有防癌抗癌之功效，这种物质可以抑制癌细胞的生长，让癌细胞萎缩，并排出体外，防止癌细胞危害身体健康。

🛡 防癌研究 / 资料

绿豆具有清凉解毒功能，也适于癌症患者食用。绿豆配合甘草与抗癌化学药物同用，能减轻抗癌药物的不良反应；对于癌症病人伴有感染发热者服用效果也好。

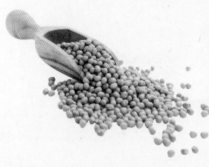

⏲ 每100克含营养元素

营养元素	单位	参考含量
热量	千焦（kJ）	1322.14
蛋白质	克（g）	21.6
脂肪	克（g）	0.8
膳食纤维	克（g）	6.4
碳水化合物	克（g）	55.6
维生素 A	微克（μg）	22
维生素 B$_1$	毫克（mg）	0.25
维生素 B$_2$	毫克（mg）	0.11
烟酸	毫克（mg）	2
维生素 C	毫克（mg）	—
维生素 E	毫克（mg）	10.95
钠	毫克（mg）	3.2
钙	毫克（mg）	81
铁	毫克（mg）	6.5

注 在上表中，"—"表示以下几种情况之一：a. 零值或估计零值；b. 未检测；c. 微量；d. 不可计算。

薏米红绿豆浆

材料

绿豆40克，红豆40克，薏米10克

做法

❶ 红豆、薏米和绿豆泡6小时，洗净倒入滤网，沥干水分，倒入豆浆机中，注入清水至水位线。

❷ 盖上豆浆机机头，选择"五谷"程序，再按"开始"键，开始打浆，约15分钟，即成豆浆。

❸ 将豆浆机断电，取下机头，把煮好的豆浆倒入容器中过滤，豆浆倒入杯中即可。

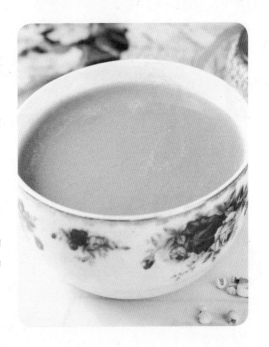

三豆粥

材料

水发大米120克，水发绿豆70克，水发红豆80克，水发黑豆90克

调料

白糖6克

做法

❶ 砂锅中注入适量清水烧开，倒入洗净的绿豆、红豆、黑豆、大米，搅匀。

❷ 盖上锅盖，烧开后用小火煮约40分钟，至食材熟透，揭开锅盖，加入白糖，搅拌匀，煮至白糖溶化。

❸ 关火后盛出煮好的粥，装入碗中即可。

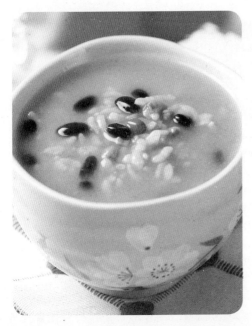

粮薯豆类

红豆

✚ 防癌功效

红豆属于高蛋白、低脂肪的高营养粮豆类食品，含有丰富的铁质，常食可增强机体抵抗力。

🛡 防癌研究 / 资料

《食物、营养、身体活动和癌症预防》（2版）之<4.2.5.10豆类>124页和126页得出结论："（豆类抗癌）相关证据大部分都来自病例−对照研究，结果不一致。有限的证据提示，豆类能够预防胃癌、前列腺癌的发生。"

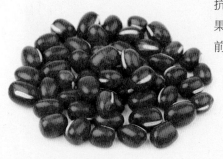

⚖ 每100克含营养元素

营养元素	单位	参考含量
热量	千焦（kJ）	1292.86
蛋白质	克（g）	20.2
脂肪	克（g）	0.6
膳食纤维	克（g）	7.7
碳水化合物	克（g）	63.4
维生素 A	微克（μg）	13
维生素 B$_1$	毫克（mg）	0.16
维生素 B$_2$	毫克（mg）	0.11
烟酸	毫克（mg）	2
维生素 C	毫克（mg）	—
维生素 E	毫克（mg）	10.95
钠	毫克（mg）	2.2
钙	毫克（mg）	74
铁	毫克（mg）	7.4

注 在上表中，"—"表示以下几种情况之一：a. 零值或估计零值；b. 未检测；c. 微量；d. 不可计算。

胡萝卜红豆饭

材料

去皮胡萝卜55克，豌豆40克，水发糯米90克，水发红豆40克

做法

❶ 洗净去皮的胡萝卜切碎；砂锅注水烧热，倒入泡好的糯米、红豆，放入洗净的豌豆和胡萝卜碎，搅拌均匀。

❷ 加盖，用大火煮开后转小火续煮50分钟至食材熟软，揭盖，用汤勺将豌豆压碎，盛出煮好的饭，装碗即可。

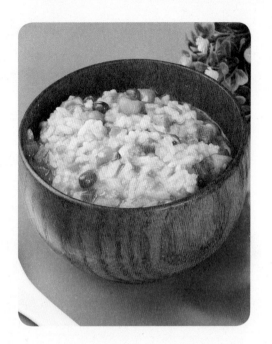

高粱红豆粥

材料

高粱米50克，红豆70克

调料

冰糖适量

做法

❶ 砂锅中注入适量清水烧开，放入备好的高粱米和红豆，搅拌匀。

❷ 盖上盖，烧开后转小火煮约75分钟，至食材熟透，揭盖，放入适量的冰糖，搅拌匀，用中火煮至溶化。

❸ 关火后盛出煮好的高粱红豆粥，装在小碗中即可。

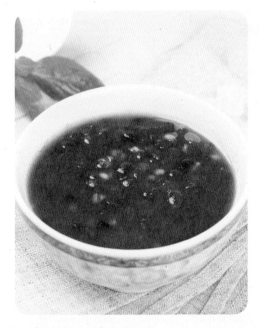

粮薯豆类

豌豆

➕ 防癌功效

在豆类中，豌豆中胡萝卜素的含量可以算得上是名列前茅。据权威研究机构公布的资料显示，含胡萝卜素较多的天然食物，很可能有预防口腔癌、咽癌、喉癌、食管癌等多种癌症发生的功效。

🛡 防癌研究/资料

豌豆荚和豆苗的嫩叶中富含的维生素C和能分解体内亚硝胺的酶，可以分解亚硝胺，具有抗癌防癌的作用。同时，豌豆中富含胡萝卜素，食用后可防止人体致癌物质的合成，从而减少癌细胞的形成，降低人体患癌的概率。

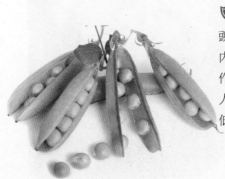

⏲ 每100克含营养元素

营养元素	单位	参考含量
热量	千焦（kJ）	1309.59
蛋白质	克（g）	20.3
脂肪	克（g）	1.1
膳食纤维	克（g）	10.4
碳水化合物	克（g）	55.4
维生素A	微克（μg）	42
维生素B$_1$	毫克（mg）	0.49
维生素B$_2$	毫克（mg）	0.14
烟酸	毫克（mg）	2.4
维生素C	毫克（mg）	—
维生素E	毫克（mg）	8.47
钠	毫克（mg）	9.7
钙	毫克（mg）	97
铁	毫克（mg）	4.9

注 在上表中，"—"表示以下几种情况之一：a. 零值或估计零值；b. 未检测；c. 微量；d. 不可计算。

豌豆绿豆粥

材料

水发豌豆40克，水发绿豆40克，水发粳米60克

调料

白砂糖20克

做法

❶ 砂锅中注入适量的清水以大火烧开，倒入泡发好的粳米、豌豆、绿豆，搅拌片刻。

❷ 盖上锅盖，烧开后转小火煮40分钟至食材熟软，放入白砂糖；搅拌片刻，至白砂糖完全溶化，关火，将煮好的粥盛出装入碗中即可。

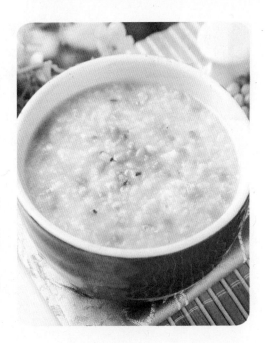

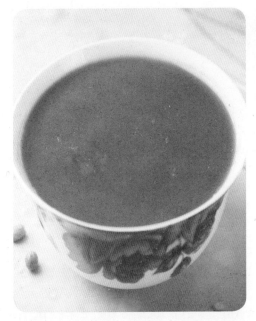

芝麻豌豆糊

材料

黑芝麻35克，豌豆65克

调料

冰糖适量

做法

❶ 豌豆洗净，沥干水分后倒入豆浆机中，放入备好的黑芝麻，倒入冰糖，注入清水，至水位线即可。

❷ 盖上豆浆机机头，选择"五谷"程序，再选择"开始"键，开始打浆，约20分钟即成。

❸ 豆浆打好后，断电，取下机头，把煮好的芝麻豌豆糊倒入碗中，用汤匙撇去浮沫即可。

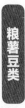

粮薯豆类

扁豆

➕ 防癌功效

作为豆类中的一员，除了具有防癌抗癌功效之外，扁豆还有较好的健脾和中的功效，常食扁豆对于癌症患者的身体调养大有裨益。

🛡 防癌研究／资料

体外试验证明：扁豆中的植物性血细胞凝集素能够使恶性肿瘤细胞发生凝集反应，使其表面结构发生变化，进而发挥细胞毒性作用。

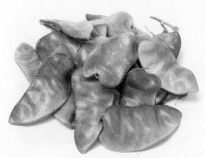

⏱ 每100克含营养元素

营养元素	单位	参考含量
热量	千焦（kJ）	1363.98
蛋白质	克（g）	25.3
脂肪	克（g）	0.4
膳食纤维	克（g）	6.5
碳水化合物	克（g）	55.4
维生素 A	微克（μg）	5
维生素 B$_1$	毫克（mg）	0.26
维生素 B$_2$	毫克（mg）	0.45
烟酸	毫克（mg）	2.6
维生素 C	毫克（mg）	0
维生素 E	毫克（mg）	1.86
钠	毫克（mg）	2.3
钙	毫克（mg）	137
铁	毫克（mg）	19.2

注 在上表中，"—"表示以下几种情况之一：a. 零值或估计零值；b. 未检测；c. 微量；d. 不可计算。

扁豆白果粥

材料

大米200克，白果15克，扁豆30克，葱花少许

调料

盐1克，鸡粉1克

做法

❶ 洗净的扁豆去除老筋，备用。

❷ 砂锅中注入适量清水，倒入洗好的大米，拌匀，大火煮开后转小火续煮40分钟至大米熟软。

❸ 倒入备好的扁豆、白果，拌匀，转小火煮10分钟至食材熟透，加入盐、鸡粉，拌匀调味。

❹ 关火后盛出煮好的粥，装入碗中，撒上葱花即可。

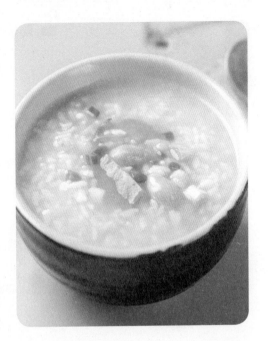

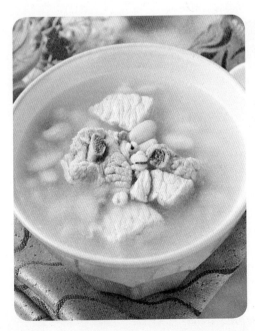

扁豆薏米排骨汤

材料

扁豆100克，薏米100克，排骨300克

调料

料酒8毫升，盐5克

做法

❶ 排骨洗净，斩块，淋料酒入沸水锅中汆去血水，沥干待用。

❷ 砂锅中注入适量的清水大火烧热，放入排骨、薏米、扁豆，搅拌片刻。

❸ 盖上锅盖，烧开后转小火煮约1小时至食材熟软，加入盐，搅拌至入味。

❹ 关火，将汤盛出装入碗中即可。

水果干果类

苹果

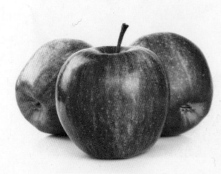

➕ 防癌功效

在人们经常食用的水果中，苹果的抗氧化活性仅次于草莓，排在第二位。苹果中的多酚，能够抑制癌细胞的增殖，降低结肠癌的发病率。苹果中的黄酮类物质是一种高效抗氧化剂，它不但是最好的血管清理剂，而且是癌症的克星。苹果中的原花青素能预防结肠癌。芬兰的一项研究揭示，多吃苹果能使肺癌的患病率减少46%，其他癌症的患病率减少20%。

🛡 防癌研究/资料

一项动物实验研究表明，正常摄入量的苹果能够在啮齿动物体内抑制致癌物诱导的乳腺癌，并有剂量反应关系。《食物、营养、身体活动和癌症预防》（2版）指出："有限的证据提示，含有槲皮素的食物，如苹果、茶、洋葱，能够预防肺癌。"

⏱ 每100克含营养元素

营养元素	单位	参考含量
热量	千焦（kJ）	217.57
蛋白质	克（g）	0.2
脂肪	克（g）	0.2
膳食纤维	克（g）	1.2
碳水化合物	克（g）	12.3
维生素A	微克（μg）	3
维生素B_1	毫克（mg）	0.06
维生素B_2	毫克（mg）	0.02
烟酸	毫克（mg）	0.2
维生素C	毫克（mg）	4
维生素E	毫克（mg）	2.12
钠	毫克（mg）	1.6
钙	毫克（mg）	4
铁	毫克（mg）	0.6

注 在上表中，"—"表示以下几种情况之一：a. 零值或估计零值；b. 未检测；c. 微量；d. 不可计算。

苹果蔬菜沙拉

材料

苹果100克，番茄150克，黄瓜90克，牛奶30毫升，生菜50克

调料

沙拉酱10克

做法

❶ 番茄、黄瓜均洗净切片；苹果洗净去核切片，将食材装入碗中。

❷ 加入牛奶和沙拉酱，拌匀使食材入味。

❸ 把洗好的生菜叶垫在盘底，盛入做好的果蔬沙拉即可。

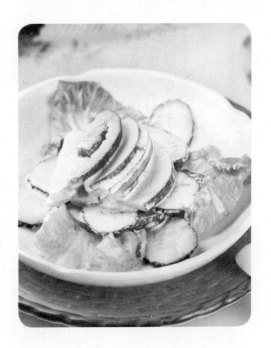

芹菜胡萝卜苹果汁

材料

芹菜60克，胡萝卜80克，苹果100克

调料

蜂蜜15克

做法

❶ 洗净的芹菜切段；胡萝卜洗净去皮，切条，改切成丁；洗好的苹果切瓣，去核，切成小块，备用。

❷ 取榨汁机，选择搅拌刀座组合，倒入切好的苹果、芹菜、胡萝卜，倒入适量矿泉水，盖上盖，选择"榨汁"功能，榨取果蔬汁。

❸ 将做好的果蔬汁倒入杯中，加入蜂蜜拌匀即可。

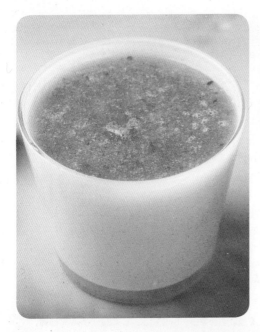

水果干果类

橘子

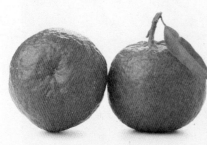

🩺 防癌功效

柑橘类水果为芸香科柑橘属、枳属和金橘属水果的统称。橘子，其肉、皮、络、核、叶皆可入药。包含橘子在内的柑橘类水果，均含有丰富的生物类黄酮，能增强人体皮肤、肺、胃肠道和肝脏中某些酶的活性，帮助将脂溶性的致癌物质转化为水溶性的，使其不易被吸收而排出体外。同时，它们可增强人体对重要的抗癌物质——维生素C的吸收能力。维生素C可增强免疫力，阻止强致癌物质亚硝胺的形成，对防治消化道癌有一定作用。

🛡 防癌研究／资料

澳大利亚联邦科学与工业研究组织的专家通过进一步研究分析发现：常吃橘子、柠檬、橙子、柚子等柑橘类水果可使口腔、咽喉、肠胃等部位的癌症发病率降低50%，使脑卒中的发病率降低19%，同时对肥胖及糖尿病也具有一定的预防作用。

⏱ 每100克含营养元素

营养元素	单位	参考含量
热量	千焦（kJ）	179.91
蛋白质	克（g）	0.8
脂肪	克（g）	0.1
膳食纤维	克（g）	0.5
碳水化合物	克（g）	9.7
维生素A	微克（μg）	82
维生素B$_1$	毫克（mg）	0.04
维生素B$_2$	毫克（mg）	0.03
烟酸	毫克（mg）	0.2
维生素C	毫克（mg）	35
维生素E	毫克（mg）	1.22
钠	毫克（mg）	0.8
钙	毫克（mg）	24
铁	毫克（mg）	0.2

注 在上表中，"—"表示以下几种情况之一：a. 零值或估计零值；b. 未检测；c. 微量；d. 不可计算。

橘子酸奶

材料

橘子肉70克，橘子汁25毫升，酸奶200克

调料

蜂蜜适量

做法

❶ 处理好的橘子肉切成小块，放入碗中，倒入酸奶。

❷ 加入橘子汁，淋入蜂蜜，搅拌片刻使味道均匀。

❸ 取一个玻璃杯，倒入拌好的橘子酸奶即可。

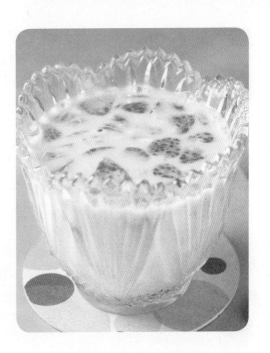

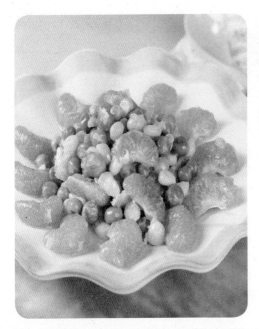

橘子豌豆炒玉米

材料

玉米粒70克，豌豆95克，橘子肉120克葱段少许

调料

盐2克，鸡粉1克，水淀粉、食用油各适量

做法

❶ 锅中注入清水烧开，加入少许盐、少许食用油、玉米粒，拌匀，煮1分钟至食材断生。

❷ 放入豌豆，拌匀，煮半分钟，倒入橘子肉，拌匀，煮半分钟，捞出所有食材。

❸ 葱段放入油锅，爆香，放入焯过水的食材，翻炒匀，加入适量盐、鸡粉。

❹ 炒至食材入味，倒入水淀粉，炒匀，盛出装盘即可。

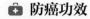

水果干果类

柠檬

➕ 防癌功效

柠檬中含有的黄酮类成分，具有抑制多种癌症细胞系生长，其中包括白血病细胞、宫颈癌细胞、乳腺癌细胞和肝癌细胞等的作用，能够起到一定的抗癌效果。据实验结果表明，经常食用含黄酮类成分的食物的癌症患者病情发展更缓慢。

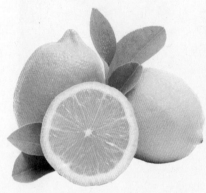

🛡 防癌研究／资料

美国罗格斯大学的科研人员发现，如果在泡茶时加上柑橘类水果的果皮，饮用者患上皮肤鳞状细胞皮肤癌的风险将减少 70% 左右。动物试验研究表明，柠檬提取物有抑制癌细胞生长，甚至杀死癌细胞的功能。

⚖ 每100克含营养元素

营养元素	单位	参考含量
热量	千焦（kJ）	146.44
蛋白质	克（g）	1.1
脂肪	克（g）	1.2
膳食纤维	克（g）	1.3
碳水化合物	克（g）	4.9
维生素 A	微克（μg）	—
维生素 B_1	毫克（mg）	0.05
维生素 B_2	毫克（mg）	0.02
烟酸	毫克（mg）	0.6
维生素 C	毫克（mg）	22
维生素 E	毫克（mg）	1.14
钠	毫克（mg）	1.1
钙	毫克（mg）	101
铁	毫克（mg）	0.8

注 在上表中，"—"表示以下几种情况之一：a. 零值或估计零值；b. 未检测；c. 微量；d. 不可计算。

莴笋莲雾柠檬汁

材料

莴笋70克，莲雾100克，柠檬汁40毫升

做法

❶ 洗净去皮的莴笋和莲雾切块，倒入榨汁机中。

❷ 加入柠檬汁和80毫升凉开水，盖上盖，榨约20秒即成蔬果汁。

❸ 断电，将蔬果汁倒入杯中即可。

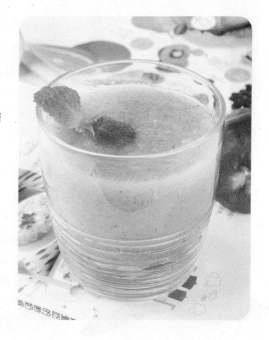

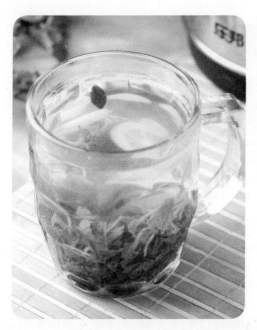

薄荷柠檬茶

材料

鲜柠檬片40克，鲜薄荷叶30克

调料

蜂蜜适量

做法

❶ 将薄荷叶洗净揉碎，放入玻璃茶杯中。

❷ 撒上备好的柠檬片，注入适量开水，加入适量蜂蜜，搅均匀。

❸ 泡约2分钟，至其散发出香味，趁热饮用即可。

橙子

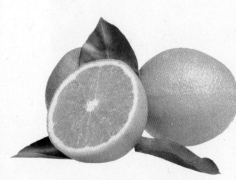

🩺 防癌功效

一个中等大小的橙子可以提供人一天所需的维生素C，提高身体抵挡细菌侵害的能力。橙子能清除体内对健康有害的自由基，抑制肿瘤细胞的生长。所有的水果中，柑橘类所含的抗氧化物质最高，包括60多种黄酮类和17种类胡萝卜素。黄酮类物质具有抗炎症、强化血管和抑制凝血的作用。类胡萝卜素具有很强的抗氧化功效。这些成分使橙子对多种癌症的发生有抑制作用。

🛡 防癌研究 / 资料

2010年，欧洲科学家跟踪调查了各类癌症患者（1万多人），统计他们对柑橘属水果（含橙子在内）的食用频率、数量等，并跟非癌症患者进行对比。结果发现：消化系统癌症及上呼吸道癌症患者食用柑橘属水果（含橙子在内）的量明显少于非癌症患者。

⏱ 每100克含营养元素

营养元素	单位	参考含量
热量	千焦（kJ）	196.65
蛋白质	克（g）	0.8
脂肪	克（g）	0.2
膳食纤维	克（g）	0.6
碳水化合物	克（g）	10.5
维生素 A	微克（μg）	27
维生素 B$_1$	毫克（mg）	0.05
维生素 B$_2$	毫克（mg）	0.04
烟酸	毫克（mg）	0.3
维生素 C	毫克（mg）	33
维生素 E	毫克（mg）	0.56
钠	毫克（mg）	1.2
钙	毫克（mg）	20
铁	毫克（mg）	0.4

注 在上表中，"—"表示以下几种情况之一：a. 零值或估计零值；b. 未检测；c. 微量；d. 不可计算。

橙子南瓜羹

材料

南瓜200克，橙子120克

调料

冰糖适量

做法

❶ 南瓜洗净去皮、去瓤切片；洗好的橙子切去头尾，切开，取果肉并将其剁碎。

❷ 蒸锅注水烧开，放入南瓜片，盖上盖，用中火蒸约20分钟至南瓜软烂，揭开锅盖，取出南瓜片，放凉，捣成泥状，待用。

❸ 锅中注入适量清水烧开，倒入适量冰糖，拌匀，煮至溶化，倒入南瓜泥，快速搅散，倒入橙子肉，拌匀。

❹ 用大火煮1分钟，撇去浮沫，关火后盛出煮好的食材，装入碗中即可。

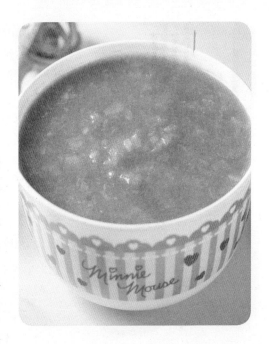

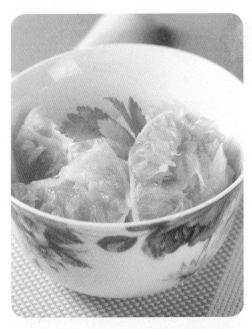

盐蒸橙子

材料

橙子160克

调料

盐少许

做法

❶ 洗净的橙子切去顶部，在果肉上插数个小孔，撒上少许盐，静置约5分钟，备用。

❷ 蒸锅注水烧开，放入橙子，盖上盖，用中火蒸约8分钟至橙子熟透。

❸ 揭开盖，取出蒸好的橙子，放凉后切成小块。

❹ 取出果肉，装入小碗中，淋入蒸碗中的汤水即可。

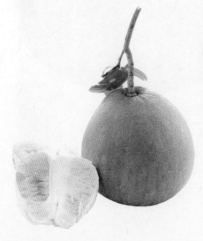

柚子

🩹 防癌功效

柑橘类水果为芸香科柑橘属、枳属和金橘属水果的统称。中医认为柚子果肉有健胃化食、下气消痰等功效。酸甜多汁的柚子被称为冬日"完美水果"。柚子不仅富含维生素C，还含有番茄红素，这两种营养素都是强效抗氧化剂，有抗癌功效。

🛡 防癌研究 / 资料

美国芝加哥大学药物中心研究人员进行的一项临床测试显示，柚子汁能提高抗排斥药物雷帕霉素的药效，而且联合使用雷帕霉素和柚子汁在多种癌症的治疗上取得了良好效果。

⏲ 每100克含营养元素

营养元素	单位	参考含量
热量	千焦（kJ）	171.54
蛋白质	克（g）	0.8
脂肪	克（g）	0.2
膳食纤维	克（g）	0.4
碳水化合物	克（g）	9.1
维生素A	微克（μg）	2
维生素B₁	毫克（mg）	—
维生素B₂	毫克（mg）	0.03
烟酸	毫克（mg）	0.3
维生素C	毫克（mg）	23
维生素E	毫克（mg）	—
钠	毫克（mg）	3
钙	毫克（mg）	4
铁	毫克（mg）	0.3

注 在上表中，"—"表示以下几种情况之一：a. 零值或估计零值；b. 未检测；c. 微量；d. 不可计算。

红枣蜂蜜柚子茶

材料

柚子皮90克，柚子肉110克，红枣适量

调料

盐少许，冰糖80克，蜂蜜30克

做法

❶ 柚子皮洗净切成丝，装入碗中，撒上盐，搅拌均匀，腌渍30分钟，倒出腌渍的汁水。

❷ 砂锅底部铺上一层柚子皮丝，再放入柚子肉、红枣、冰糖，注入清水至没过食材，盖上盖。

❸ 大火煮开后转小火煮15分钟，揭盖，将煮好的柚子茶盛入碗中。

❹ 倒入备好的蜂蜜，拌匀即可。

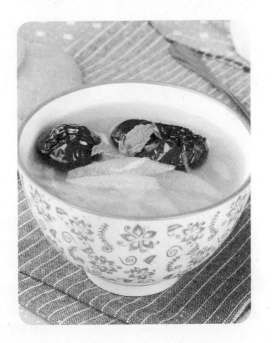

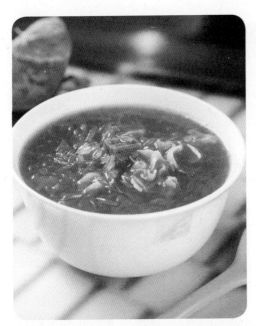

柚子紫薯银耳羹

材料

紫薯块70克，葡萄柚80克，水发银耳10克，蜂蜜柚子茶100毫升

做法

❶ 砂锅中注水烧开，倒入紫薯块，加入备好的葡萄柚、银耳，盖上盖。

❷ 用大火煮开后转小火煮30分钟至食材熟透，揭盖，倒入蜂蜜柚子茶，拌匀。

❸ 煮至汤汁入味，关火盛出，装碗即可。

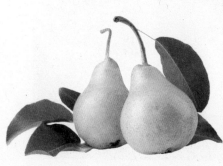

水果干果类

梨

✚ 防癌功效

梨富含粗纤维、β-胡萝卜素、维生素B$_2$、维生素C、类黄酮、烟酸等，具有一定的防癌抗癌作用，特别对于鼻咽癌、喉癌、肺癌放疗后出现口燥咽干、咳嗽少痰等阴津损伤者尤为适宜。对于喉癌接受放疗的患者，可用梨榨汁，时时饮用。肺癌患者出现咳嗽痰多时，可用梨捣汁饮用，熬膏亦良，亦可加姜汁、白糖食用。

🛡 防癌研究/资料

"防癌功效"中提到的梨所含有的多种成分，通过协同作用，能够有效地预防多种癌症。中国的医学著作《本草求真》中亦有记载，梨子对"血液衰少，渐成噎膈（即食管癌）"有一定效用。西医中的食管癌即属"噎膈"范畴（食管炎、食管狭窄、食管溃疡、贲门痉挛等亦属本病范畴）。

⏲ 每100克含营养元素

营养元素	单位	参考含量
热量	千焦（kJ）	133.89
蛋白质	克（g）	0.4
脂肪	克（g）	0.1
膳食纤维	克（g）	2
碳水化合物	克（g）	7.3
维生素 A	微克（μg）	—
维生素 B$_1$	毫克（mg）	0.01
维生素 B$_2$	毫克（mg）	0.04
烟酸	毫克（mg）	0.1
维生素 C	毫克（mg）	1
维生素 E	毫克（mg）	—
钠	毫克（mg）	3.9
钙	毫克（mg）	11
铁	毫克（mg）	—

注 在上表中，"—"表示以下几种情况之一：a. 零值或估计零值；b. 未检测；c. 微量；d. 不可计算。

冰糖雪梨

材料

雪梨1个，红枣3颗

调料

冰糖30克

做法

❶ 洗好的雪梨去皮切开，去核，切瓣，
   改切小块。

❷ 砂锅中注水烧开，倒入切好的雪梨，
   加入备好的红枣，拌匀，盖上盖。

❸ 用大火煮开后转小火续煮20分钟至食
   材熟软，揭盖，加入冰糖。

❹ 搅拌至冰糖溶化，倒入碗中即可。

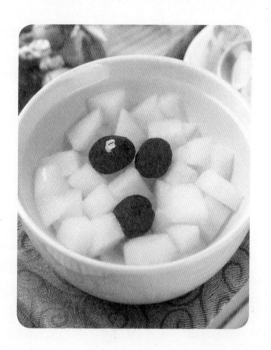

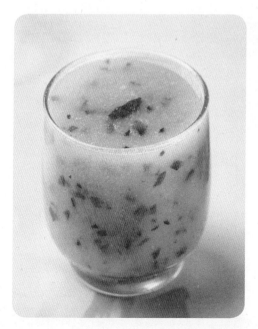

芹菜葡萄梨汁

材料

雪梨100克，芹菜60克，葡萄100克

做法

❶ 洗净的芹菜切成粒；雪梨洗净去皮，
   去核，切成小块；葡萄洗净备用。

❷ 取榨汁机，选择搅拌刀座组合，倒入
   备好的食材，加入适量矿泉水。

❸ 盖上盖子，选择"榨汁"功能，榨取
   蔬果汁。

❹ 揭开盖子，将榨好的蔬果汁倒入杯中
   即可。

水果干果类

猕猴桃

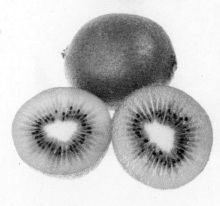

🩹 防癌功效

猕猴桃，是中华猕猴桃栽培种水果的名字，也叫奇异果、藤梨。通过近年的研究证实，猕猴桃中含有一种可阻断人体内致癌的亚硝胺生成的活性物质，因而具有良好的抗癌作用。猕猴桃能通过保护细胞间质屏障，消除食入体内的致癌物质，对延长癌症患者生存期起一定作用，尤其适于乳腺癌、膀胱癌、肺癌、宫颈癌等患者放疗后食用。另外，猕猴桃还有解热、止渴、通淋、健胃的功效，常吃可预防心脑血管病。

🛡 防癌研究 / 资料

药理研究表明，以猕猴桃根的乙醇提取物腹腔注射给药，对实验小白鼠肉瘤 –180 及子宫颈癌均有较强的抑制作用。

⏱ 每100克含营养元素

营养元素	单位	参考含量
热量	千焦（kJ）	234.30
蛋白质	克（g）	0.8
脂肪	克（g）	0.6
膳食纤维	克（g）	2.6
碳水化合物	克（g）	11.9
维生素 A	微克（μg）	22
维生素 B$_1$	毫克（mg）	0.05
维生素 B$_2$	毫克（mg）	0.02
烟酸	毫克（mg）	0.3
维生素 C	毫克（mg）	62
维生素 E	毫克（mg）	2.43
钠	毫克（mg）	10
钙	毫克（mg）	27
铁	毫克（mg）	1.2

注 在上表中，"—"表示以下几种情况之一：a. 零值或估计零值；b. 未检测；c. 微量；d. 不可计算。

蜜柚苹果猕猴桃沙拉

材料

柚子肉120克，猕猴桃100克，苹果100克，巴旦木仁35克，枸杞15克

调料

沙拉酱10克

做法

❶ 洗净的猕猴桃去皮，切成瓣，再切成小块；苹果洗净去核，切成瓣，再切成小块；柚子肉分成小块。

❷ 处理好的果肉装入碗中，放入沙拉酱，搅拌均匀，加入巴旦木仁、枸杞，搅拌使食材入味。

❸ 将拌好的水果沙拉盛出，装入盘中即可食用。

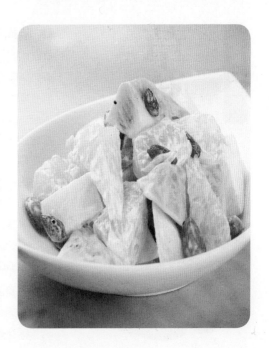

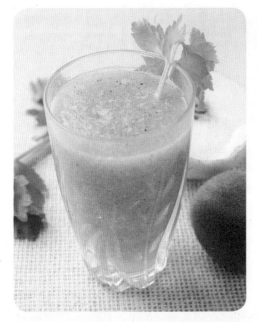

芹菜猕猴桃雪梨汁

材料

芹菜45克，猕猴桃70克，雪梨95克

做法

❶ 洗净的芹菜切小段；雪梨洗净去皮，切条形，改切小块；洗净的猕猴桃取果肉切丁。

❷ 取备好的榨汁机，选择搅拌刀座组合，倒入切好的食材，注入适量纯净水，盖好盖子，选择"榨汁"功能，榨取果汁。

❸ 断电后倒出果汁，装入杯中即成。

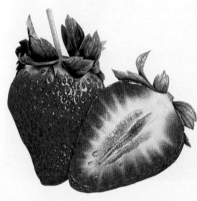

水果干果类

草莓

✚ 防癌功效

草莓富含 β - 胡萝卜素、维生素 C、维生素 E、锌、铜、硒等，这些物质都是抗氧化系统中的重要成员，都有捕捉自由基的特殊本领，它们通力合作，共同筑起一道防癌、抗癌的屏障。草莓还含有鞣花酸、草莓胺等抗癌物质，能防止黄曲霉毒素、亚硝胺等物质发生致癌作用，并能抑制癌细胞的生长，从而具有防癌抗癌之功效。另外，草莓对防治动脉硬化、冠心病、便秘、贫血、消化不良也有较好的作用，是不可多得的保健食物。

🛡 防癌研究 / 资料

动物实验表明，草莓中所含有的鞣花酸可使致癌物质诱发的大鼠食管癌发病率明显降低。人体实验表明，鞣花酸可防止食管细胞受到破坏，预防食管癌的发生。

⏱ 每100克含营养元素

营养元素	单位	参考含量
热量	千焦（kJ）	125.52
蛋白质	克（g）	1
脂肪	克（g）	0.2
膳食纤维	克（g）	1.1
碳水化合物	克（g）	6
维生素 A	微克（μg）	5
维生素 B_1	毫克（mg）	0.02
维生素 B_2	毫克（mg）	0.03
烟酸	毫克（mg）	0.3
维生素 C	毫克（mg）	47
维生素 E	毫克（mg）	0.71
钠	毫克（mg）	4.2
钙	毫克（mg）	18
铁	毫克（mg）	1.8

注 在上表中，"—"表示以下几种情况之一：a. 零值或估计零值；b. 未检测；c. 微量；d. 不可计算。

草莓土豆泥

材料

草莓35克，土豆170克，牛奶50毫升

调料

黄油、奶酪各适量

做法

❶ 将洗净去皮的土豆切成块，再切成薄片，装入盘中；草莓去蒂，洗净切成薄片，留部分摆盘，其余剁成泥，备用。

❷ 蒸锅注水烧开，放入准备好的土豆片，加上黄油，盖上锅盖，用中火蒸10分钟，揭开锅盖取出，放凉待用。

❸ 把土豆片倒入碗中，捣成泥状，放入适量奶酪，搅拌均匀，注入少许牛奶。

❹ 取一个小碗，盛入拌好的材料，点缀上草莓泥即可。

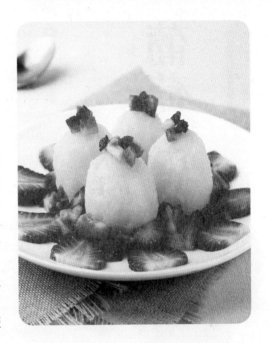

酸奶草莓

材料

草莓90克，酸奶100毫升

调料

蜂蜜适量

做法

❶ 将草莓洗净，去蒂并切成小块。

❷ 将酸奶倒入杯中，加入草莓块搅拌均匀，淋入适量的蜂蜜，快速搅拌一会儿至食材入味。

❸ 取一个干净的盘子，盛入拌好的食材即可。

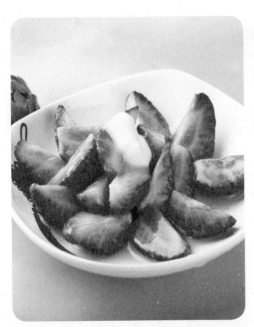

葡萄

🔸 防癌功效

葡萄具有较强的抗癌功能，因为它含有的白藜芦醇可以防止健康细胞癌变，并能抑制已癌变的细胞扩散。科学家在包括葡萄、桑树和花生在内的七十多种植物中都发现了白藜芦醇，不过，以葡萄和葡萄制品中的白藜芦醇含量最高。葡萄籽中的前花青素具有较好的抗氧化作用，能在一定程度上抑制癌症的发生。

🛡 防癌研究/资料

据《大众健康报》介绍，由美国阿拉巴马大学药物和毒物专家科勒尔·拉马蒂尼埃领导的一项实验发现，白藜芦醇可使患前列腺癌的风险降低87%。白藜芦醇还能显著降低女性患乳腺癌的风险，对鼠肝癌细胞和人肝母细胞瘤、乳腺癌、前列腺癌、口腔癌、白血病、卵巢癌、黑色素瘤等多种肿瘤细胞都具有明显的抑制作用。

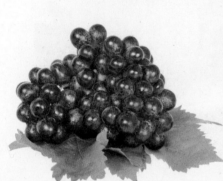

⏱ 每100克含营养元素

营养元素	单位	参考含量
热量	千焦（kJ）	179.91
蛋白质	克（g）	0.5
脂肪	克（g）	0.2
膳食纤维	克（g）	0.4
碳水化合物	克（g）	9.9
维生素 A	微克（μg）	8
维生素 B$_1$	毫克（mg）	0.04
维生素 B$_2$	毫克（mg）	0.02
烟酸	毫克（mg）	0.2
维生素 C	毫克（mg）	25
维生素 E	毫克（mg）	0.7
钠	毫克（mg）	1.3
钙	毫克（mg）	5
铁	毫克（mg）	0.4

注 在上表中，"—"表示以下几种情况之一：a. 零值或估计零值；b. 未检测；c. 微量；d. 不可计算。

蓝莓葡萄汁

材料

葡萄30克，蓝莓20克

做法

❶ 取榨汁机，选择搅拌刀座组合，将洗净的蓝莓、葡萄和适量的纯净水倒入榨汁机中。

❷ 盖上盖，选择"榨汁"功能，榨取果汁。

❸ 将榨好的果汁滤入杯中即可。

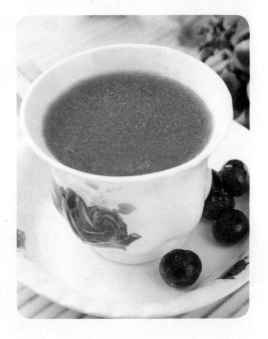

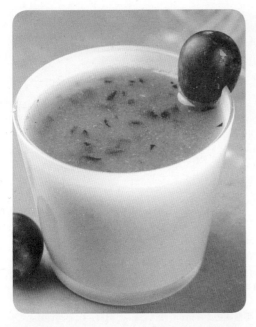

葡萄芹菜汁

材料

葡萄100克，芹菜90克

调料

蜂蜜适量

做法

❶ 将洗净的芹菜切成粒，待用；取榨汁机，选搅拌刀座组合，倒入洗净的葡萄，加入芹菜粒。

❷ 倒入适量矿泉水，盖上盖，选择"榨汁"功能，榨取葡萄芹菜汁，揭开盖，放入适量蜂蜜。

❸ 盖上盖，选择"榨汁"功能，拌匀。

❹ 揭盖，把榨好的葡萄芹菜汁倒入杯中即可。

水果干果类

红枣

⊕ 防癌功效

红枣含有抗癌物质桦木酸、山楂酸、环磷酸腺苷及丰富的维生素C等，具有很好的抗癌作用，与抗癌药物5-氟尿嘧啶（5-FU）作用相似。三萜类化合物——山楂酸和桦木酸，可抑制肝炎病毒的活性。而乙型肝炎和肝癌的关系十分密切，所以红枣对于预防肝癌有一定的好处。

◉ 防癌研究/资料

据《中药大辞典》（2版）记载，长期坚持吃干红枣，就能降低胃肠道恶性肿瘤的发病率；服用红枣煎剂，可收到较好的抗突变效果。红枣水溶性提取物可明显抑制人白血病癌细胞的增殖。

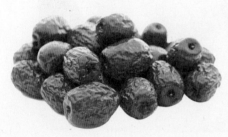

⏲ 每100克含营养元素

营养元素	单位	参考含量
热量	千焦（kJ）	510.45
蛋白质	克（g）	1.1
脂肪	克（g）	0.3
膳食纤维	克（g）	1.9
碳水化合物	克（g）	28.6
维生素A	微克（µg）	40
维生素B$_1$	毫克（mg）	0.06
维生素B$_2$	毫克（mg）	0.09
烟酸	毫克（mg）	0.9
维生素C	毫克（mg）	243
维生素E	毫克（mg）	0.78
钠	毫克（mg）	1.2
钙	毫克（mg）	22
铁	毫克（mg）	1.2

注 在上表中，"—"表示以下几种情况之一：a.零值或估计零值；b.未检测；c.微量；d.不可计算。

红枣薏米花生豆浆

材料
花生米40克，水发黄豆60克，红枣10克，水发红豆50克，芸豆45克，水发薏米70克

做法
❶ 洗净的红枣切开，去核；将已浸泡8小时的黄豆倒入碗中，倒入适量清水，放入红豆、薏米、芸豆洗净，倒入滤网，沥干水分。

❷ 倒入豆浆机中，加入洗净的花生米、红枣，注入适量清水，至水位线即可。

❸ 按"开始"键制作豆浆；豆浆打好后，断开电源，过滤后倒入碗中。

❹ 用汤匙撇去浮沫即可。

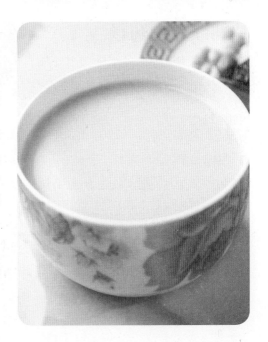

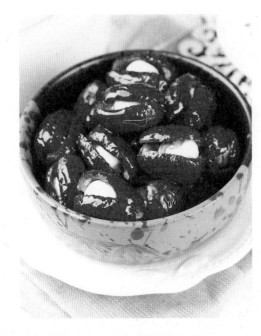

蜜汁蒸红枣莲子

材料
红枣15枚，莲子15颗

调料
食用油适量，白糖15克，蜂蜜20克

做法
❶ 红枣洗净切开去核，放入莲子包好。

❷ 取电蒸锅，注入适量清水烧开，放入红枣、莲子，盖上盖，煮约20分钟。

❸ 煮好后揭盖，取出蒸好的红枣莲子。

❹ 锅中注入适量清水烧开，加入白糖、蜂蜜，稍稍搅拌至白糖溶化，倒入食用油，拌匀。

❺ 关火后，将煮好的蜜汁淋到红枣莲子上面即可。

桂圆红枣山药汤

材料

山药80克，红枣30克，桂圆肉15克

调料

白糖适量

做法

❶ 洗净去皮的山药切成丁。

❷ 锅中注水烧开，倒入红枣、山药、桂圆肉，搅拌片刻，盖上盖，烧开后用小火煮15分钟至食材熟透。

❸ 揭开盖子，加入白糖，搅拌片刻至食材入味。

❹ 关火后将煮好的甜汤盛出，装入碗中即可饮用。

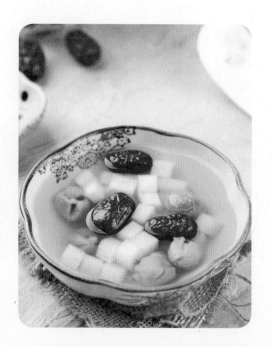

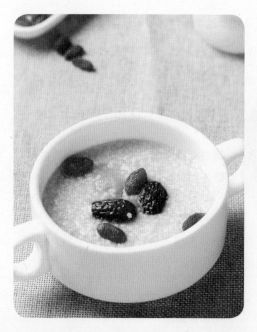

红枣桂圆小米粥

材料

水发小米150克，红枣30克，桂圆肉35克，枸杞10克

做法

❶ 砂锅中注入适量清水烧开，放入洗净的小米，拌匀。

❷ 倒入洗好的红枣、桂圆肉、枸杞，拌匀。

❸ 盖上盖，烧开后用小火煮约30分钟至食材熟透。

❹ 揭开盖，搅匀，略煮片刻，盛出煮好的小米粥，装入碗中即可。

黄芪红枣鳝鱼汤

材料

鳝鱼肉350克，鳝鱼骨100克，黄芪、红枣、姜片、蒜苗各少许

调料

盐、鸡粉各2克，料酒4毫升

做法

❶ 洗好的蒜苗切粒；洗净的鳝鱼肉切段；鳝鱼骨切段。

❷ 鳝鱼骨、鳝鱼肉分别放沸水中氽去血水，捞出。

❸ 砂锅中注水烧热，倒入备好的红枣、黄芪、姜片，煮沸；倒入鳝鱼骨，煮约30分钟；放入鳝鱼肉，加入盐、鸡粉、料酒，拌匀，煮至食材入味。

❹ 撒上蒜苗，拌匀，盛出煮好的汤即可。

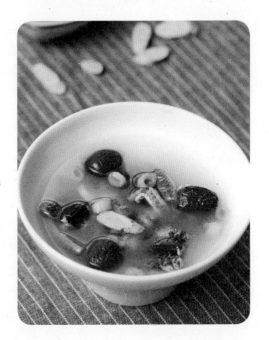

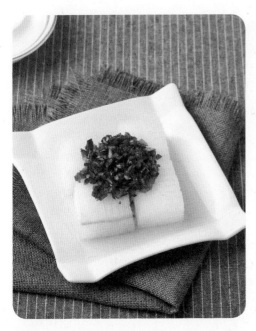

红枣蒸冬瓜

材料

红枣3颗，去皮冬瓜300克

调料

蜂蜜40克

做法

❶ 洗净的红枣去核，切丁；洗好的冬瓜切大块，底部均匀打上十字刀，但不切断。

❷ 将切好的冬瓜装盘，倒上切好的红枣。

❸ 蒸锅注水烧开，放上冬瓜和红枣，加上盖，用中火蒸20分钟至食材熟软。

❹ 揭开锅盖，取出蒸好的冬瓜和红枣，趁热淋上蜂蜜即可。

水果干果类

柿子

➕ 防癌功效

柿子富含果胶，它是一种水溶性的膳食纤维，有良好的润肠通便作用，对于防治便秘、保持肠道正常菌群生长等有很好的作用，对于降低罹患结肠癌／直肠癌发病率也有一定的作用。

🛡 防癌研究／资料

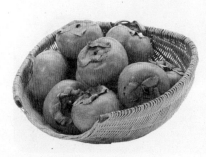

根据韩国科研人员研究得出结论：每100克带皮的甜柿子中含苯酚1200毫克，每100克剥皮的甜柿子中含苯酚997毫克，该成分可抑制各种致癌的活性氧发挥作用。

⏱ 每100克含营养元素

营养元素	单位	参考含量
热量	千焦（kJ）	297.06
蛋白质	克（g）	0.7
脂肪	克（g）	0.1
膳食纤维	克（g）	1.4
碳水化合物	克（g）	17.1
维生素A	微克（μg）	20
维生素B_1	毫克（mg）	0.02
维生素B_2	毫克（mg）	0.02
烟酸	毫克（mg）	0.3
维生素C	毫克（mg）	30
维生素E	毫克（mg）	1.12
钠	毫克（mg）	0.8
钙	毫克（mg）	9
铁	毫克（mg）	0.2

注 在上表中，"—"表示以下几种情况之一：a. 零值或估计零值；b. 未检测；c. 微量；d. 不可计算。

冰糖雪梨柿子汤

材料

雪梨200克，柿饼100克

调料

冰糖30克

做法

❶ 备好的柿饼切小块；洗净去皮的雪梨切开，去核，再把果肉切瓣，改切成丁。

❷ 砂锅中注入适量清水烧开，放入柿饼块，倒入雪梨丁，搅拌匀，盖上盖。

❸ 煮沸后用小火煮约20分钟，至食材熟软，揭盖，加入备好的冰糖调味，拌匀。

❹ 用中火续煮一会儿，至糖分完全溶化。

❺ 关火后盛出煮好的冰糖雪梨柿子汤，装入汤碗中即成。

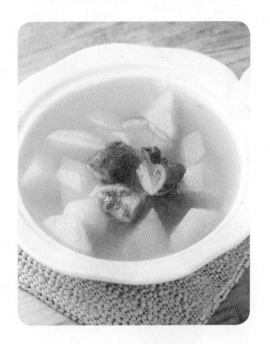

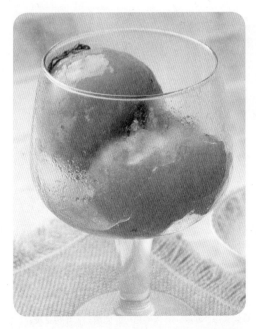

冻柿子

材料

柿子2个

调料

蓝莓果酱适量

做法

❶ 取出保鲜盒，放入洗净的柿子，放入冰箱冷冻一夜后取出。

❷ 打开盖子，倒入清水，浸泡一会儿以方便去除柿皮。

❸ 倒出泡过的清水，将柿子皮剥掉。

❹ 取一高脚杯，放入去皮的柿子。

❺ 点缀上蓝莓果酱即可。

罗汉果

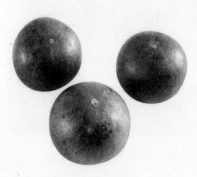

🩹 防癌功效

罗汉果结合中草药或协同其他抗癌药物治疗癌症，可以起到辅助效果，能减轻毒性较强的抗癌药物的不良反应。罗汉果性凉、味甘，有清热润肺、滑肠通便、消肿止血之功效。以罗汉果泡水代茶饮，可以缓解癌症化疗后伴随的不适症状。

🛡 防癌研究／资料

有学者报道，在中医临床防治肿瘤的实践中，以罗汉果泡水代茶饮（每日1个），辅助治疗鼻咽癌、喉癌、肺癌等，有较好的清肺止咳、润肺化痰、养阴生津、利咽开音的效果，对于上述几种癌症的放疗反应（如身热、烦渴、咽干、干咳等）也有缓解作用。

⏱ 每100克含营养元素

营养元素	单位	参考含量
热量	千焦（kJ）	707.10
蛋白质	克（g）	13.4
脂肪	克（g）	0.8
膳食纤维	克（g）	38.6
碳水化合物	克（g）	27
维生素 A	微克（μg）	—
维生素 B$_1$	毫克（mg）	0.17
维生素 B$_2$	毫克（mg）	0.38
烟酸	毫克（mg）	9.7
维生素 C	毫克（mg）	5
维生素 E	毫克（mg）	—
钠	毫克（mg）	10.6
钙	毫克（mg）	40
铁	毫克（mg）	2.6

注　在上表中，"—"表示以下几种情况之一：a.零值或估计零值；b.未检测；c.微量；d.不可计算。

罗汉果菊花糙米粥

材料

水发糙米180克，罗汉果40克，菊花8克

做法

❶ 砂锅中注入适量清水，用大火烧开，放入洗净的菊花、罗汉果、糙米，搅拌匀，盖上盖。

❷ 煮沸后用小火煮约40分钟，至食材熟透，揭盖，搅拌匀，再用中火略煮一会儿，至米粥浓稠。

❸ 关火后盛出煮好的糙米粥，装入碗中，待稍微放凉后即可食用。

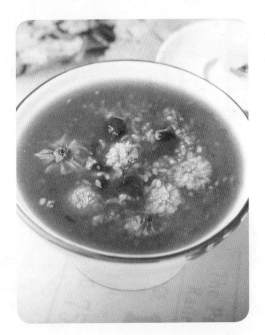

罗汉果银耳炖雪梨

材料

罗汉果35克，雪梨200克，枸杞10克，水发银耳120克

调料

冰糖20克

做法

❶ 洗好的银耳切小块，备用；洗净的雪梨去皮，去核，切瓣，再切成丁。

❷ 砂锅中注入适量清水烧开，放入洗好的枸杞、罗汉果、雪梨、银耳，盖上盖。

❸ 烧开后用小火炖20分钟，至食材熟透，揭开盖，放入冰糖。

❹ 拌匀，略煮片刻，至冰糖溶化。

❺ 关火后盛出煮好的甜汤，装碗即可。

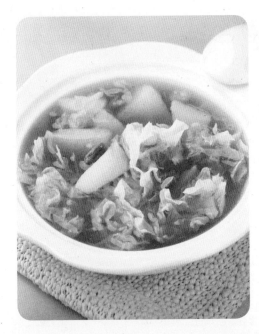

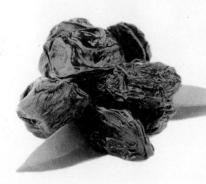

水果干果类

乌梅

✚ 防癌功效

乌梅又称酸梅，营养价值较高，内含丰富的蛋白质、脂肪、碳水化合物、无机盐、维生素C、钙、磷、铁、钾等，还富含苹果酸、柠檬酸、琥珀酸、枸橼酸等成分，有显著的抗菌作用。《本草纲目》记载，乌梅有"敛肺涩肠，治久嗽，泻痢，反胃噎膈"之功效。其中，"反胃噎膈"包括现代认识的食管癌、胃癌、贲门癌等消化道癌症，可用乌梅辅助治疗。动物实验研究也表明，乌梅有很好的抗癌、防衰老的功能。

🛡 防癌研究/资料

乌梅热水浸出液对多种肿瘤细胞的活性都有极强的抑制作用，体外试验对人子宫颈癌 JTC-26 株抑制率达 90% 以上。体内试验表明，乌梅煎剂对小鼠肉瘤 S-180 有一定的抑制效果。

⚖ 每100克含营养元素

营养元素	单位	参考含量
热量	千焦（kJ）	916.30
蛋白质	克（g）	6.8
脂肪	克（g）	2.3
膳食纤维	克（g）	3.9
碳水化合物	克（g）	76.6
维生素 A	微克（μg）	—
维生素 B$_1$	毫克（mg）	0.07
维生素 B$_2$	毫克（mg）	0.54
烟酸	毫克（mg）	2.3
维生素 C	毫克（mg）	4
维生素 E	毫克（mg）	7.12
钠	毫克（mg）	19.3
钙	毫克（mg）	33
铁	毫克（mg）	0.5

注 在上表中，"—"表示以下几种情况之一：a. 零值或估计零值；b. 未检测；c. 微量；d. 不可计算。

太子参乌梅茶

材料

太子参5克，乌梅10克，甘草5克

调料

冰糖8克

做法

❶ 取一个杯子，放入备好的太子参、乌梅、甘草、冰糖。

❷ 倒入适量开水，搅拌匀。

❸ 盖上盖，泡半小时即可。

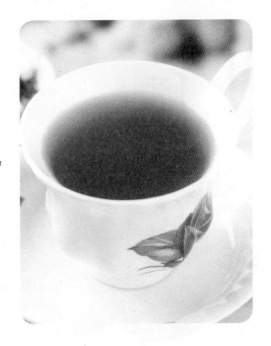

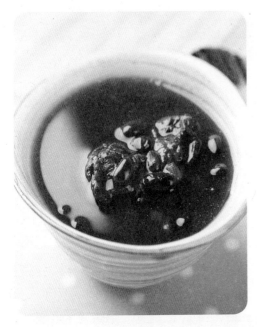

乌梅杂豆羹

材料

水发红豆85克，水发黑豆90克，水发绿豆40克，乌梅35克

调料

冰糖30克

做法

❶ 砂锅中注入适量清水烧热，倒入洗好的绿豆、黑豆、乌梅、红豆，盖上盖。

❷ 煮开后用小火煮40分钟至食材熟透，揭盖。

❸ 倒入冰糖，拌匀，用大火煮至溶化。

❹ 关火后盛出煮好的食材即可。

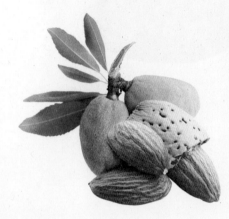

杏仁

➕ 防癌功效

杏仁中的黄酮类和多酚类成分，不但能够降低人体内胆固醇的含量，还能显著降低心脏病和很多慢性病的发病危险。苦杏仁中苦杏仁苷有抗肿瘤作用，可以进入血液专杀癌细胞，而对健康细胞没有作用，因此可以改善晚期癌症病人的症状。研究表明，苦杏仁苷还能帮助体内胰蛋白酶消化癌细胞的透明样黏蛋白膜，使体内白细胞更易接近癌细胞，并吞噬癌细胞。

🛡 防癌研究/资料

体外实验证明，杏仁热水提取物粗制剂对人子宫颈癌 JTC-26 株的抑制率为 50%~70%。浙江中医院肿瘤研究室把杏仁作为治疗肺癌或绒毛膜上皮癌转移、乳腺癌转移的一味主药，收效良好。

⚖ 每100克含营养元素

营养元素	单位	参考含量
热量	千焦（kJ）	2150.58
蛋白质	克（g）	24.7
脂肪	克（g）	44.8
膳食纤维	克（g）	19.2
碳水化合物	克（g）	2.9
维生素 A	微克（μg）	—
维生素 B_1	毫克（mg）	0.08
维生素 B_2	毫克（mg）	1.25
烟酸	毫克（mg）	—
维生素 C	毫克（mg）	26
维生素 E	毫克（mg）	18.53
钠	毫克（mg）	7.1
钙	毫克（mg）	71
铁	毫克（mg）	1.3

注 在上表中，"—"表示以下几种情况之一：a. 零值或估计零值；b. 未检测；c. 微量；d. 不可计算。

黑芝麻杏仁粥

材料

水发大米100克，黑芝麻10克，杏仁12克

调料

冰糖25克

做法

❶ 砂锅中注入适量清水烧开，倒入滤净的大米，加入备好的黑芝麻、杏仁，拌匀。

❷ 盖上盖，大火煮开之后转小火煮30分钟至食材熟软。

❸ 揭盖，放入冰糖，拌匀。

❹ 关火后盛出煮好的粥，装入碗中即可。

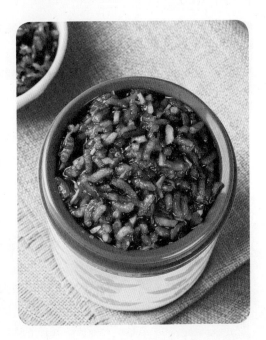

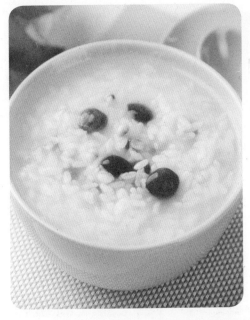

川贝杏仁粥

材料

水发大米75克，杏仁20克，川贝母少许

做法

❶ 砂锅中注入适量清水烧热，倒入备好的杏仁、川贝母，盖上盖，用中火煮约10分钟。

❷ 揭开盖，倒入大米，拌匀，再盖上盖，烧开后用小火煮约30分钟，直至食材熟透。

❸ 揭开盖，搅拌均匀，关火后盛出煮好的粥即可。

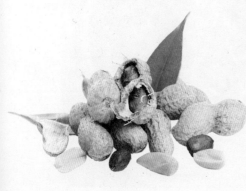

水果干果类

花生

✚ 防癌功效

花生仁及其外皮中含有一种多酚类物质——白藜芦醇，它是肿瘤疾病的天然化学预防剂。同时花生中还有微量元素硒。有限的证据提示，含有硒的食物能够预防肺癌的发生；含有硒的食物"很可能"能够预防前列腺癌（有可信的作用机制方面的证据）。花生油中含有大量的亚油酸，这种物质可使人体内胆固醇分解为胆汁酸排出体外，减少因胆固醇过量蓄积而引发心脑血管疾病的发生率。

🛡 防癌研究 / 资料

据《医药养生保健报》报道，我国多个研究所合作，对 2 万多人进行了长达 10 年的追踪调查研究，结果发现，每周吃两次花生，能够降低患结肠癌和直肠癌的概率。

⏱ 每100克含营养元素

营养元素	单位	参考含量
热量	千焦（kJ）	2464.38
蛋白质	克（g）	21.9
脂肪	克（g）	48
膳食纤维	克（g）	6.3
碳水化合物	克（g）	17.3
维生素 A	微克（μg）	10
维生素 B_1	毫克（mg）	0.13
维生素 B_2	毫克（mg）	0.12
烟酸	毫克（mg）	18.9
维生素 C	毫克（mg）	—
维生素 E	毫克（mg）	12.94
钠	毫克（mg）	34.8
钙	毫克（mg）	47
铁	毫克（mg）	1.5

注 在上表中，"—"表示以下几种情况之一：a. 零值或估计零值；b. 未检测；c. 微量；d. 不可计算。

花生牛肉粥

材料

水发大米120克，牛肉50克，花生米40克，姜片、葱花各少许

调料

盐2克，鸡粉2克，料酒适量

做法

❶ 洗好的牛肉先切片，再切条形，最后改切成丁，放入开水中，淋入适量料酒，搅拌均匀，氽去血水。

❷ 捞出牛肉，沥干水分，倒入烧开水的锅中，放入姜片、花生米、大米，拌匀，盖上锅盖。

❸ 煮约30分钟至食材熟软，揭开锅盖，加入盐、鸡粉，搅匀调味。

❹ 撒上备好的葱花，搅匀，煮出葱香味。

❺ 关火后将煮好的粥盛出，装碗即可。

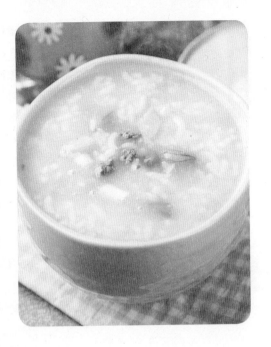

木瓜鱼尾花生猪蹄汤

材料

猪蹄块80克，鱼尾100克，木瓜块30克，水发花生米20克，姜片少许，高汤适量

调料

盐2克，食用油适量

做法

❶ 猪蹄块倒入开水锅中，搅拌片刻，氽去血水，沥干备用；姜片放入油锅中爆香，加入鱼尾，煎出香味，倒入适量高汤煮沸取出，装入鱼袋扎好备用。

❷ 在煮过鱼的高汤中放入猪蹄、木瓜、花生，加入鱼尾，煮至食材熟软。

❸ 开盖加入盐调味，搅拌均匀至食材入味，盛出装碗即可。

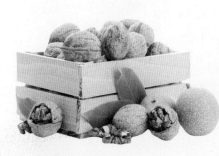

水果干果类

核桃

✚ 防癌功效

现代医学研究发现，核桃仁、核桃根、核桃枝含有一种特殊的植物激素，具有抗癌作用。日本民间多食用核桃仁防癌。另外，核桃仁含有丰富的油脂及多种营养素，被人们称为"养人之宝"，可防治泌尿系统结石、老年便秘、皮肤干燥、湿疹、脱发、动脉硬化等。核桃仁对多种肿瘤，如食管癌、胃癌、鼻咽癌、肺癌、甲状腺癌、淋巴肉瘤等都有一定的抑制作用。此外，核桃对癌症患者还有镇痛、提升白细胞及保护肝脏等作用。

🛡 防癌研究/资料

现代研究表明，核桃中含赖氨酸较多，可升高人血白蛋白及维持体重，对治疗肿瘤、结核等消耗性疾病有利。另外，核桃中含有的胡桃醌对某些移植性肿瘤有抑制作用。

⏱ 每100克含营养元素

营养元素	单位	参考含量
热量	千焦（kJ）	2623.37
蛋白质	克（g）	14.9
脂肪	克（g）	58.8
膳食纤维	克（g）	9.5
碳水化合物	克（g）	9.6
维生素A	微克（μg）	5
维生素B$_1$	毫克（mg）	0.15
维生素B$_2$	毫克（mg）	0.14
烟酸	毫克（mg）	0.9
维生素C	毫克（mg）	1
维生素E	毫克（mg）	43.21
钠	毫克（mg）	6.4
钙	毫克（mg）	56
铁	毫克（mg）	2.7

注 在上表中，"—"表示以下几种情况之一：a. 零值或估计零值；b. 未检测；c. 微量；d. 不可计算。

枸杞核桃粥

材料

水发大米100克，核桃仁20克，枸杞10克

调料

白糖10克

做法

❶ 砂锅中注入适量清水烧开，倒入备好的大米，放入核桃仁，拌匀，盖上盖。

❷ 烧开后用小火煮约60分钟，至食材熟透，揭盖，撒上洗净的枸杞，加入白糖。

❸ 搅拌匀，用中火略煮，至糖分溶化，关火后盛出煮好的枸杞核桃粥，装在碗中即可。

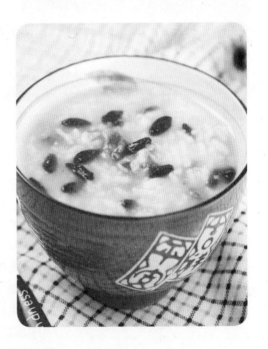

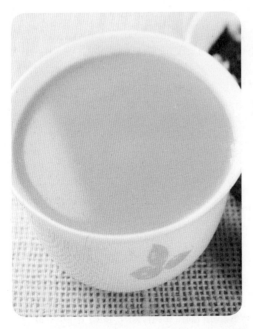

核桃芝麻米浆

材料

核桃仁20克，黑芝麻25克，大米25克

做法

❶ 把洗好的核桃仁、大米倒入豆浆机中，放入洗净的黑芝麻，注入适量清水，至水位线即可。

❷ 按"开始"键，开始打浆；豆浆打好后，断开电源，用滤网过滤后，倒入碗中。

❸ 用汤匙撇去浮沫即可。

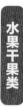

松子

水果干果类

✚ 防癌功效

松子仁的脂肪油含量占50%以上，而且其中大多是亚油酸、亚麻油酸等不饱和脂肪酸，在一定程度上可预防多种癌症。松子的膳食纤维含量高达12.4%。国内外多项科研成果显示，膳食纤维能够预防肠癌、乳腺癌等。

🛡 防癌研究/资料

韩国癌症协会对坚果（如松子、栗子、榛子等）与癌症的关联性判定如下：坚果及芽类菜可以降低女性大肠癌发生的危险（相关度为1个"+"）；主要由坚果类提供的维生素E可以降低吸烟者患前列腺癌的危险（相关度为3个"+"）；主要由坚果类提供的维生素E可以降低乳腺癌及卵巢癌的发生危险（相关度为1个"+"）；主要由坚果提供的硒可以降低患肺癌的危险（相关度为1个"+"）。

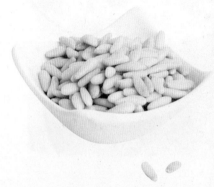

⏱ 每100克含营养元素

营养元素	单位	参考含量
热量	千焦（kJ）	2589.90
蛋白质	克（g）	14.1
脂肪	克（g）	58.5
膳食纤维	克（g）	12.4
碳水化合物	克（g）	9
维生素A	微克（μg）	5
维生素B$_1$	毫克（mg）	—
维生素B$_2$	毫克（mg）	0.11
烟酸	毫克（mg）	3.8
维生素C	毫克（mg）	—
维生素E	毫克（mg）	25.2
钠	毫克（mg）	3
钙	毫克（mg）	161
铁	毫克（mg）	5.2

注 在上表中，"—"表示以下几种情况之一：a.零值或估计零值；b.未检测；c.微量；d.不可计算。

松子仁粥

材料

水发大米110克，松子仁35克

调料

白糖4克

做法

❶ 砂锅中注入清水烧开，倒入洗净的大米，搅拌匀，加入备好的松子仁，拌匀。

❷ 盖上锅盖，烧开后用小火煮30分钟至食材熟透，揭开锅盖，加入适量白糖，搅匀，煮至白糖溶化，装碗即可。

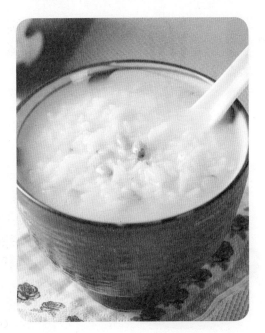

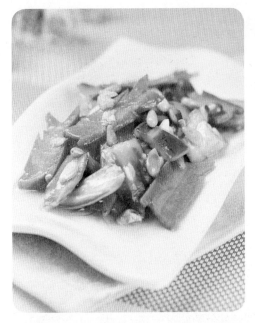

松仁炒丝瓜

材料

丝瓜90克，胡萝卜片50克，松仁12克，姜末、蒜末各少许

调料

盐2克，鸡粉、水淀粉、食用油各适量

做法

❶ 丝瓜洗净去皮切小块；锅中注入适量清水，用大火烧开，加入适量食用油，放入胡萝卜片，煮半分钟。

❷ 倒入丝瓜，续煮片刻，至其断生捞出。

❸ 油锅中倒入姜末、蒜末爆香，倒入胡萝卜和丝瓜，拌炒一会儿，加入盐、鸡粉，炒至入味，倒入水淀粉，炒匀。

❹ 将炒好的菜肴盛盘，撒上松仁即可。

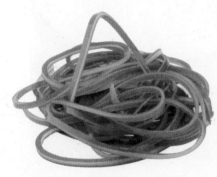

海产类

海带

🩺 防癌功效

海带,别名昆布、江白菜,属于褐藻的一种。研究发现,海带中的钙具有防止血液酸化的作用,而血液酸化正是导致癌变的因素之一。海带具有化痰、软坚散结功用,有一定抗癌作用,作为传统的治肿瘤药成分之一,中医临床常用于治疗瘿瘤、噎膈、瘰疬、痰核等(相当于现代医学所说的甲状腺、食管、胃、大肠、淋巴系统等多种良性、恶性肿瘤)。海带黏液中的岩藻多糖对抑制大肠癌有较明显的效果。

🛡 防癌研究/资料

药理实验表明,长叶海带对患有同种同系的淋巴细胞白血病 L-1210 的小鼠有延长生命的效果,其生命延长率为 125%;进一步分离的有效成分,其延长生命率为 141%。长叶海带的分离物对 Meth-A 瘤、β-16 黑色素瘤、肉瘤 -180 均有显著效果。

⏱ 每100克含营养元素

营养元素	单位	参考含量
热量	千焦(kJ)	71.13
蛋白质	克(g)	1.2
脂肪	克(g)	0.1
膳食纤维	克(g)	0.5
碳水化合物	克(g)	1.6
维生素 A	微克(μg)	—
维生素 B_1	毫克(mg)	0.02
维生素 B_2	毫克(mg)	0.15
烟酸	毫克(mg)	1.3
维生素 C	毫克(mg)	—
维生素 E	毫克(mg)	1.85
钠	毫克(mg)	8.6
钙	毫克(mg)	46
铁	毫克(mg)	0.9

注 在上表中,"—"表示以下几种情况之一:a. 零值或估计零值;b. 未检测;c. 微量;d. 不可计算。

莲藕海带汤

材料

莲藕160克，水发海带丝90克，姜片、葱段各少许

调料

盐2克，鸡粉2克，胡椒粉适量

做法

❶ 将去皮洗净的莲藕切厚片，备用。

❷ 砂锅中注入适量清水烧热，倒入洗净的海带丝，放入藕片，撒上备好的姜片、葱段，搅散，盖上盖。

❸ 烧开后用小火煮约25分钟，至食材熟透，揭盖，加入盐、鸡粉，撒上适量胡椒粉，拌匀调味。

❹ 关火后盛出煮好的海带汤，装入碗中即成。

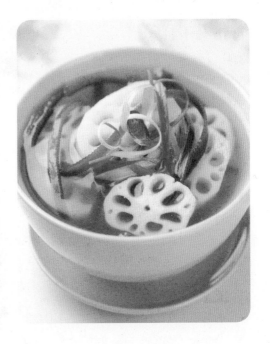

甜杏仁绿豆海带汤

材料

甜杏仁20克，绿豆100克，海带丝30克，玫瑰花6克

做法

❶ 砂锅中注水烧开，倒入备好的甜杏仁、泡好的绿豆，拌匀；玫瑰花洗净备用。

❷ 盖上盖，用大火煮开后转小火续煮30分钟至食材熟软。

❸ 揭盖，加入海带丝、玫瑰花，拌匀，关火后盛出煮好的汤，装碗即可。

海带牛肉汤

材料

牛肉150克，水发海带丝100克，姜片、葱段各少许

调料

鸡粉、胡椒粉各2克，生抽4毫升，料酒6毫升

做法

❶ 将洗净的牛肉切丁。

❷ 锅中注水烧开，倒入牛肉丁、适量料酒，拌匀，余去血水，捞出，沥干水分。

❸ 高压锅中注水烧热，倒入牛肉丁、姜片、葱段、剩余料酒，煮至熟透。

❹ 拧开盖子，倒入洗净的海带丝，略煮一会儿，加入生抽、鸡粉、胡椒粉，拌匀调味，盛出煮好的汤料即成。

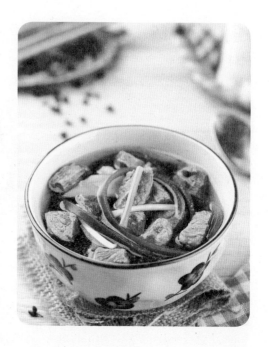

海带绿豆汤

材料

海带70克，水发绿豆80克

调料

冰糖50克

做法

❶ 洗净的海带切成小块。

❷ 锅中注入适量清水烧开，倒入洗净的绿豆，煮30分钟，至绿豆熟软。

❸ 倒入海带、冰糖，拌匀，续煮10分钟，至全部食材熟透，搅拌片刻。

❹ 盛出煮好的汤料，装入碗中即可。

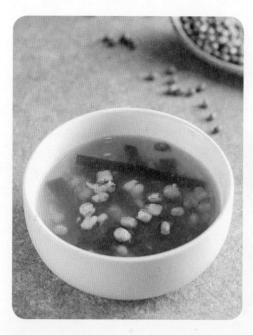

淡菜海带排骨汤

材料

排骨段260克，水发海带丝150克，淡菜40克，姜片、葱段各少许

调料

盐、鸡粉各2克，胡椒粉少许，料酒7毫升

做法

❶ 锅中注入清水烧开，放入洗净的排骨段，拌匀，淋入适量料酒，略煮一会儿，氽去血水，捞出，沥干水分。

❷ 砂锅中注入清水烧热，放入排骨段、姜片、葱段，倒入洗净的淡菜、海带丝，淋入剩余料酒，煮约50分钟至食材熟透。

❸ 加入盐、鸡粉、胡椒粉，拌匀，略煮片刻至汤汁入味，盛出煮好的汤料，装碗即成。

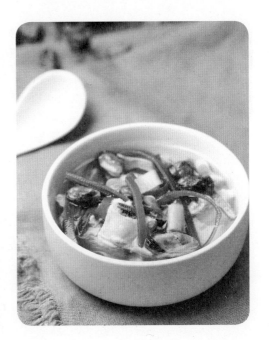

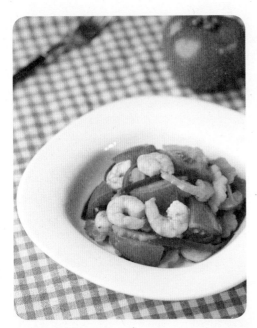

苦瓜海带拌虾仁

材料

西红柿120克，苦瓜100克，虾仁90克，海带丝50克

调料

盐、鸡粉各3克，料酒4毫升，橄榄油适量

做法

❶ 洗净的西红柿去蒂，切成块；洗净的苦瓜切开，去瓜瓤，切成片。

❷ 锅中注水烧开，放入虾仁，焯至熟，捞出，沥干水分；再分别放入海带丝、苦瓜，焯水至熟，捞出，沥干水分。

❸ 准备好碗，放入虾仁、苦瓜、海带丝、西红柿，调入盐、鸡粉、料酒、橄榄油，搅拌均匀即可。

海产类

紫菜

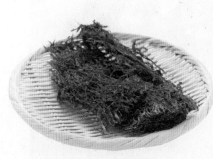

🩹 防癌功效

紫菜含有膳食纤维、β-胡萝卜素、多糖、B族维生素、维生素A、维生素C、二十碳五烯酸（EPA）、二十碳六烯酸（DHA）、钙、铁等成分。紫菜熟食或煮汤饮，有清利湿热、软坚散结的功效，对于肿瘤患者有湿热内蕴者（症见热势缠绵、午后热高、身重疲乏、胸脘痞满、不思饮食、大便黏腻不爽、小便不利或黄赤等表现），有一定食疗或辅助治疗作用。

🛡 防癌研究 / 资料

流行病学调查资料显示，日本人乳腺癌发病率较低，这与他们常食海藻（如紫菜、海带、石花菜等）类食物有一定关系。

⏱ 每100克含营养元素

营养元素	单位	参考含量
热量	千焦（kJ）	866.09
蛋白质	克（g）	26.7
脂肪	克（g）	1.1
膳食纤维	克（g）	21.6
碳水化合物	克（g）	22.5
维生素A	微克（μg）	228
维生素B_1	毫克（mg）	0.27
维生素B_2	毫克（mg）	1.02
烟酸	毫克（mg）	7.3
维生素C	毫克（mg）	2
维生素E	毫克（mg）	1.82
钠	毫克（mg）	710.5
钙	毫克（mg）	264
铁	毫克（mg）	54.9

注 在上表中，"—"表示以下几种情况之一：a. 零值或估计零值；b. 未检测；c. 微量；d. 不可计算。

花蛤紫菜汤

材料

蛤蜊400克，水发紫菜80克，姜丝、香菜段各少许

调料

盐2克，鸡粉2克，胡椒粉、食用油各适量

做法

❶ 将洗好的蛤蜊切开，去除杂质后放入碗中，用清水洗干净，备用。

❷ 锅中倒入适量清水烧开，放入处理好的蛤蜊，撒入姜丝，加入盐、鸡粉，倒入食用油，盖上盖子，煮至沸。

❸ 揭开盖子，加入洗好的紫菜，拌匀，撒入胡椒粉，搅匀，继续搅拌片刻，至紫菜散开。

❹ 关火后盛出煮好的汤品，装入汤碗中，撒上香菜段即可。

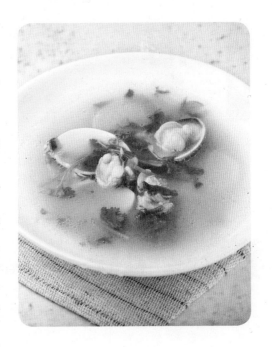

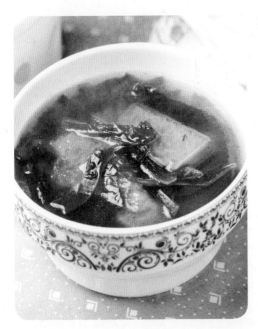

海带紫菜瓜片汤

材料

水发海带200克，冬瓜肉170克，水发紫菜90克

调料

盐2克，鸡粉2克，芝麻油适量

做法

❶ 冬瓜肉洗净，切片；海带洗净，切丝；紫菜洗净。

❷ 锅中注入适量清水烧开，放入冬瓜片、海带丝，搅散，大火煮沸，转中小火煮至食材熟透。

❸ 倒入紫菜，搅散，加入盐、鸡粉，搅匀，放入芝麻油，煮至汤汁入味。

❹ 关火后将煮好的汤盛入碗中即可。

海产类

海参

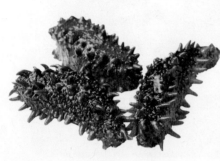

🏥 防癌功效

根据海参背面是否有圆锥肉刺状的疣足，可将海参分为"刺参类"和"光参类"两种。其中"刺参类"主要是刺参科的种类，"光参类"主要是海参科、瓜参科和芋参科的种类。海参中的海参毒素对某些癌细胞有一定的抑制作用。海参中所含有的钼元素能防治食管癌，硒化合物对肺癌、乳腺癌及结肠癌等都有一定的效果，酸性黏多糖能明显地调节机体生理功能，增加抗癌活性，有抑制癌细胞生长的作用。

🛡 防癌研究/资料

有研究报道，从海参中提取一种皂苷，能使体内的癌细胞明显缩小，对小鼠腹水癌疗效显著。最引人注意的是，这种物质对人类的口腔癌也有良好的疗效。

⏰ 每100克含营养元素

营养元素	单位	参考含量
热量	千焦（kJ）	297.06
蛋白质	克（g）	16.5
脂肪	克（g）	0.2
膳食纤维	克（g）	—
碳水化合物	克（g）	0.9
维生素A	微克（μg）	—
维生素B$_1$	毫克（mg）	0.03
维生素B$_2$	毫克（mg）	0.04
烟酸	毫克（mg）	0.1
维生素C	毫克（mg）	—
维生素E	毫克（mg）	3.14
钠	毫克（mg）	502.9
钙	毫克（mg）	285
铁	毫克（mg）	13.2

注 在上表中，"—"表示以下几种情况之一：a. 零值或估计零值；b. 未检测；c. 微量；d. 不可计算。

海参炒时蔬

材料

西芹20克，胡萝卜150克，百合80克
水发海参100克，姜片、葱段各少许，
高汤适量

调料

盐3克，鸡粉2克，水淀粉、料酒、蚝油、
芝麻油、食用油各适量

做法

❶ 西芹洗净切段，胡萝卜去皮切块和百
合一起焯水，装盘备用。

❷ 用油起锅，放入姜片、葱段，倒入洗
净切好的海参，注入适量高汤。

❸ 加入盐、鸡粉、蚝油，淋入料酒，拌匀，
倒入西芹、胡萝卜、百合，炒匀。

❹ 倒入水淀粉勾芡，淋入芝麻油，炒匀。

❺ 关火后盛出炒好的菜肴，装盘即可。

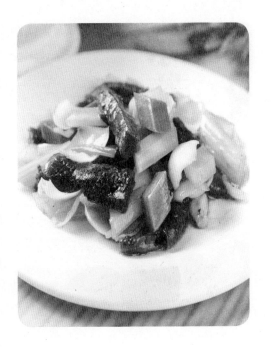

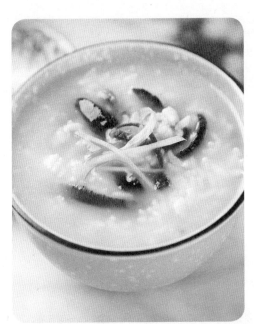

海参粥

材料

海参300克，粳米250克，姜丝少许

调料

盐2克，鸡粉2克，芝麻油少许

做法

❶ 海参洗净切开去内脏后切丝，放入烧
开水的锅中略煮片刻去除腥味，捞出。

❷ 砂锅中倒入适量清水烧热，加入淘洗
干净的粳米拌均匀，盖上盖用大火煮
开后，转小火煮40分钟至粳米熟软。

❸ 揭盖加盐、鸡粉拌匀，加入海参、姜
丝拌匀，盖上盖续煮10分钟至食材入
味，揭盖淋入芝麻油，拌匀，关火盛出。

饮品类

绿茶

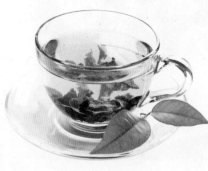

✚ 防癌功效

绿茶中含有较多的茶多酚类物质，它可以减少
"BCL-XL"蛋白的表达（该蛋白可以抑制癌细胞
的凋亡），从而起到防治癌症的作用。另外，这些
酚类化合物具有清除自由基与抗氧化的作用，它对
化学致癌物苯并芘类诱导体有很强的抑制作用，还
能够抑制芳基烃受体分子的活性，阻断某些致癌物
质的生成，杀伤和抑制癌细胞生长。茶多酚可以阻
断亚硝酸胺等多种致癌物质在体内合成，并具有直
接杀伤癌细胞和提高机体免疫能力的功效，对胃癌、
肠癌等癌症的预防和辅助治疗均有裨益。

🛡 防癌研究 / 资料

韩国癌症协会对绿茶与癌症的关联性判定如下：有
充分的实验研究可证明，绿茶或绿茶成分可抑制大
肠癌、肺癌、皮肤癌、乳腺癌的发生（相关度为3
个"+"，即高度相关）。

⏲ 每100克含营养元素

营养元素	单位	参考含量
热量	千焦（kJ）	1238.46
蛋白质	克（g）	34.2
脂肪	克（g）	2.3
膳食纤维	克（g）	15.6
碳水化合物	克（g）	—
维生素 A	微克（μg）	967
维生素 B_1	毫克（mg）	0.02
维生素 B_2	毫克（mg）	0.35
烟酸	毫克（mg）	8
维生素 C	毫克（mg）	19
维生素 E	毫克（mg）	9.57
钠	毫克（mg）	28.2
钙	毫克（mg）	325
铁	毫克（mg）	14.4

注 在上表中，"—"表示以下几种情况之一：a. 零值或估计零值；b. 未检测；c. 微量；d. 不可计算。

百合绿茶

材料

绿茶15克，鲜百合花少许

调料

白糖适量

做法

❶ 取一碗清水，倒入绿茶，清洗干净。

❷ 捞出绿茶，沥干水分，装入小碗中，待用。

❸ 另取一个玻璃壶，倒入洗好的绿茶，放入洗净的鲜百合花。

❹ 注入适量的开水，至七八分满，泡约3分钟。

❺ 将泡好的百合绿茶倒入杯中，加入白糖拌匀即可。

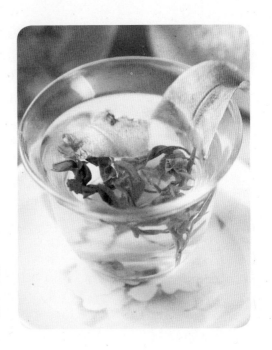

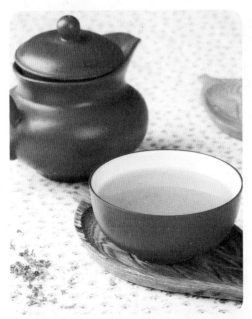

桂花甘草绿茶

材料

甘草30克，绿茶20克，桂花25克

调料

蜂蜜20克

做法

❶ 砂锅中注入适量清水烧开，倒入洗净的甘草、绿茶、桂花，拌匀，加盖，大火煮5分钟至释放出有效成分。

❷ 关火后闷5分钟至飘出香味，揭盖，盛出煮好的茶。

❸ 装入茶壶中，盖上壶盖，倒入茶杯中，加入蜂蜜搅匀即可饮用。

150

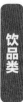

饮品类

豆浆

➕ 防癌功效

豆浆含有植物雌激素以外，还有大豆蛋白、异黄酮、卵磷脂等物质，对某些癌症如乳腺癌、子宫癌还有一定的预防作用，是一味天然的雌激素补充剂。

🛡 防癌研究 / 资料

豆浆中的蛋白质和硒、钼等都有很强的抑癌和治癌能力，特别对胃癌、肠癌、乳腺癌有特效。据调查不喝豆浆的人发生癌症的概率要比常喝豆浆的人高50%。

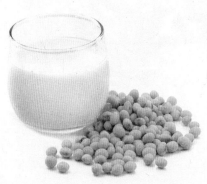

⏱ 每100克含营养元素

营养元素	单位	参考含量
热量	千焦（kJ）	54.39
蛋白质	克（g）	1.8
脂肪	克（g）	0.7
膳食纤维	克（g）	1.1
碳水化合物	克（g）	—
维生素A	微克（μg）	15
维生素B$_1$	毫克（mg）	0.02
维生素B$_2$	毫克（mg）	0.02
烟酸	毫克（mg）	0.1
维生素C	毫克（mg）	—
维生素E	毫克（mg）	0.8
钠	毫克（mg）	3
钙	毫克（mg）	10
铁	毫克（mg）	0.5

注 在上表中，"—"表示以下几种情况之一：a. 零值或估计零值；b. 未检测；c. 微量；d. 不可计算。

玉米豆浆

材料

玉米粒45克，水发黄豆55克

做法

❶ 浸泡8小时的黄豆倒入碗中，加入清水用手搓洗干净，倒入滤网沥干水分。

❷ 把黄豆、洗净玉米粒倒入豆浆机，注水至水位线，盖上机头打浆约15分钟。

❸ 断电取下机头，把煮好的豆浆倒入滤网，滤取豆浆，倒入杯中，用汤匙撇去浮沫即可。

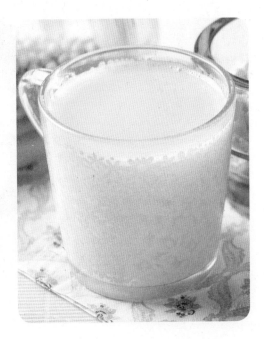

双黑豆浆

材料

水发黑米40克，水发黄豆50克，水发木耳25克

做法

❶ 黄豆、黑米和木耳洗净，放入豆浆机中，注入适量清水，选择"五谷"程序，按"开始"键打豆浆，约20分钟。

❷ 豆浆打好后，断开电源，用滤网过滤后，倒入碗中。

❸ 用汤匙撇去浮沫即可。

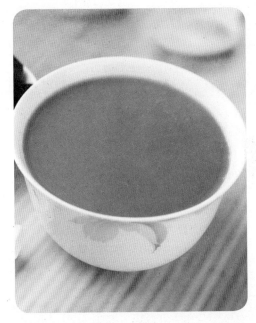

杏仁豆浆

材料

杏仁10克，水发黄豆50克

做法

❶ 已浸泡8小时的黄豆倒入碗中，注入清水，用手搓洗干净，把洗好的黄豆倒入滤网，沥干水分。

❷ 把黄豆、杏仁倒入豆浆机中，注入清水，至水位线即可。

❸ 盖上豆浆机机头，选择"五谷"程序，再选择"开始"键，开始打浆，待豆浆机运转约15分钟，即成豆浆。

❹ 将豆浆机断电，取下机头，把煮好的豆浆倒入滤网，滤取豆浆，将滤好的豆浆倒入碗中即可。

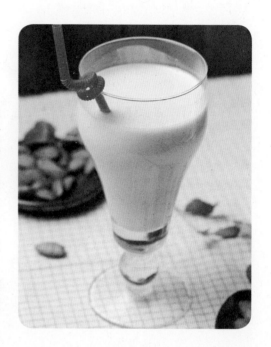

紫米豆浆

材料

水发紫米50克，水发黄豆80克

调料

白糖10克

做法

❶ 把水发紫米倒入豆浆机中，放入泡好的黄豆，倒入白糖，注入清水，至水位线即可。

❷ 盖上豆浆机机头，选择"五谷"程序，再选择"启动"键，开始打浆，待豆浆机运转约15分钟，即成豆浆。

❸ 将豆浆机断电，取下机头，盛入碗中即可。

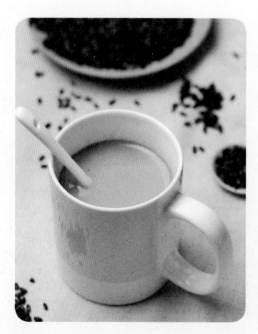

姜汁豆浆

材料

生姜片25克，水发黄豆60克

调料

白糖少许

做法

❶ 将已浸泡8小时的黄豆倒入碗中，加入清水，洗净，将洗好的黄豆倒入滤网，沥干水分。

❷ 把黄豆倒入豆浆机中，放入姜片、白糖，注入清水，至水位线即可；盖上豆浆机机头，选择"五谷"程序，开始打浆，待豆浆机运转约15分钟，即成豆浆。

❸ 把煮好的豆浆倒入滤网，滤取豆浆，倒入碗中，用汤匙撇去浮沫即可。

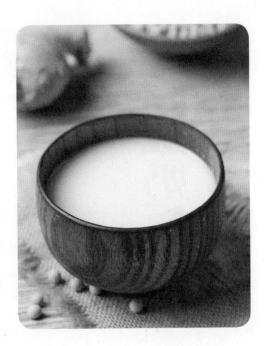

牛奶豆浆

材料

水发黄豆50克，牛奶20毫升

做法

❶ 将已浸泡8小时的黄豆倒入碗中，注入清水，洗净，倒入滤网，沥干水分。

❷ 将黄豆、牛奶倒入豆浆机中，注入清水，至水位线即可，盖上豆浆机机头，选择"五谷"程序，开始打浆，待豆浆机运转约15分钟，即成豆浆。

❸ 把煮好的豆浆倒入滤网，滤取豆浆，将滤好的豆浆倒入碗中即可。

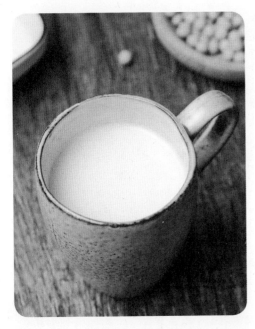

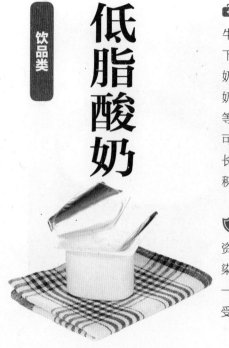

低脂酸奶

✚ 防癌功效

牛奶经过标准化处理后将其中的脂肪分离出去，剩下的脱脂牛奶再经过发酵，生产的产品就叫低脂酸奶，一般情况下要求脂肪含量低于 0.5%。低脂酸奶中含有多种维生素（维生素 A、维生素 D 及叶酸等），还含有大量乳酸、乳酸钙等保护因子。乳酸可以促使肠道内正常菌群的增殖，抑制腐败菌的生长，有效地减少腐败菌蛋白质分解所产生毒素的堆积，从而起到防癌抗癌作用。

🛡 防癌研究／资料

资料报道，美国科学家在实验中发现，将接种并感染移植癌的实验鼠分成两组，一组用酸奶喂养，另一组喂一般饲料。结果喂酸奶的一组的鼠肿瘤明显受到抑制，癌细胞增长较另一组降低30%~50%。

⏱ 每100克含营养元素

营养元素	单位	参考含量
热量	千焦（kJ）	238.49
蛋白质	克（g）	3.3
脂肪	克（g）	0.4
膳食纤维	克（g）	—
碳水化合物	克（g）	10
维生素 A	微克（μg）	—
维生素 B$_1$	毫克（mg）	0.02
维生素 B$_2$	毫克（mg）	0.1
烟酸	毫克（mg）	0.1
维生素 C	毫克（mg）	—
维生素 E	毫克（mg）	—
钠	毫克（mg）	27.7
钙	毫克（mg）	146
铁	毫克（mg）	0.1

注 在上表中，"—"表示以下几种情况之一：a. 零值或估计零值；b. 未检测；c. 微量；d. 不可计算。

胡萝卜酸奶

材料

去皮胡萝卜200克，酸奶120克，柠檬
汁30毫升

做法

❶ 洗净去皮的胡萝卜切块，倒入榨汁机
中，加入酸奶和柠檬汁。

❷ 注入60毫升凉开水，盖上盖，榨约
20秒成蔬果汁，揭开盖，将蔬果汁倒
入杯中即可。

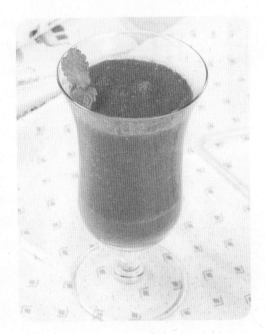

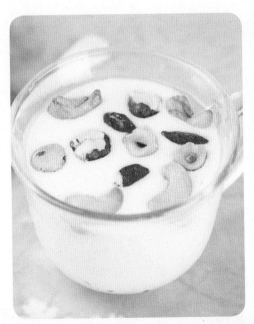

榛子腰果酸奶

材料

榛子40克，腰果45克，枸杞10克，酸
奶300克

调料

食用油适量

做法

❶ 热锅注油，烧至四成热，倒入腰果、
榛子，炸出香味。

❷ 将炸好的腰果和榛子捞出，沥干油。

❸ 酸奶装入杯中，放入炸好的腰果、榛
子，摆上洗净的枸杞装饰即可。

其他类

百合

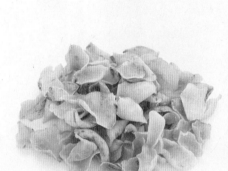

➕ 防癌功效

中医认为，百合具有养阴润肺、清心安神的功效。百合含多种生物碱，对白细胞减少症有预防作用，能升高血细胞，对化疗及放射性治疗后白细胞减少症有一定的治疗作用。百合在体内还能促进单核细胞系统和增强吞噬功能，提高机体的免疫能力，因此百合对多种癌症均有一定的防治效果。

🛡 防癌研究／资料

近年来的研究进一步表明，百合所含的成分能显著地抑制黄曲霉素的致突变作用，临床上常用于肺癌、白血病、皮肤癌、鼻咽癌、乳腺癌、宫颈癌的辅助治疗。用百合和薏米做羹或煮粥食用，可提高癌症病人的机体免疫力。

⚖ 每100克含营养元素

营养元素	单位	参考含量
热量	千焦（kJ）	677.81
蛋白质	克（g）	3.2
脂肪	克（g）	0.1
膳食纤维	克（g）	1.7
碳水化合物	克（g）	37.1
维生素 A	微克（μg）	—
维生素 B_1	毫克（mg）	0.02
维生素 B_2	毫克（mg）	0.04
烟酸	毫克（mg）	0.7
维生素 C	毫克（mg）	18
维生素 E	毫克（mg）	—
钠	毫克（mg）	6.7
钙	毫克（mg）	11
铁	毫克（mg）	1

注 在上表中，"—"以下几种情况之一：a. 零值或估计零值；b. 未检测；c. 微量；d. 不可计算。

款冬花百合饮

材料

款冬花5克，百合干5克

调料

白糖适量

做法

❶ 砂锅中注入适量清水烧开，倒入洗好的百合干。

❷ 盖上盖，用大火煮开后转小火煮15分钟，捞出，备用。

❸ 取一个杯子，放入备好的款冬花，盛入煮好的汤汁。

❹ 放入白糖，拌匀，盖上盖，泡约5分钟即可。

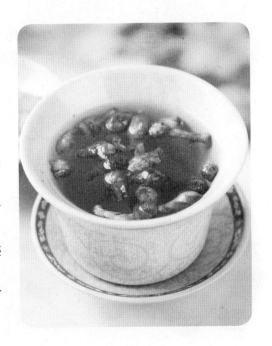

莴笋炒百合

材料

去皮莴笋150克，洋葱80克，鲜百合60克

调料

盐3克，鸡粉、水淀粉、芝麻油、食用油各适量

做法

❶ 洋葱去皮，洗净切块；莴笋切片；百合洗净掰瓣待用。

❷ 锅中注水烧开，加入少许盐、食用油、莴笋、百合，煮熟后捞出沥干水分。

❸ 用油起锅，放入洋葱块，用大火炒出香味，倒入莴笋和百合，炒匀，加入剩余的盐、鸡粉，炒匀调味。

❹ 倒入水淀粉，淋入少许芝麻油，翻炒至食材入味，关火后装盘即可。

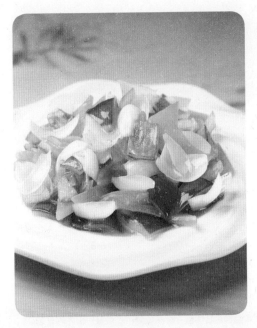

其他类

菱角

🩺 防癌功效

菱角，又名水栗、菱实，是一年生草本水生植物菱的果实。菱角的醇浸水液对癌细胞的变性和组织增生均有抑制作用，有一定的防癌抗癌作用。用菱角同粳米煮粥，或用菱角加薏米一同煮粥，适宜食管癌、胃癌、直肠癌、幽门癌、宫颈癌、乳腺癌患者经常食用。

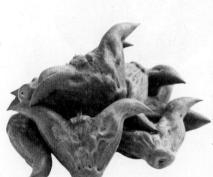

🛡 防癌研究 / 资料

据 1967 年日本《医学中央杂志》报道：菱角对抑制癌细胞的变性及组织增生均有效果，在以腹水肝癌 AH-13 及艾氏腹水癌做体内抗癌的筛选试验中，发现菱角有一定的抗癌作用。

⏱ 每100克含营养元素

营养元素	单位	参考含量
热量	千焦（kJ）	410.03
蛋白质	克（g）	4.5
脂肪	克（g）	0.1
膳食纤维	克（g）	1.7
碳水化合物	克（g）	21.4
维生素 A	微克（μg）	2
维生素 B$_1$	毫克（mg）	0.19
维生素 B$_2$	毫克（mg）	0.06
烟酸	毫克（mg）	1.5
维生素 C	毫克（mg）	13
维生素 E	毫克（mg）	—
钠	毫克（mg）	5.8
钙	毫克（mg）	7
铁	毫克（mg）	0.6

注 在上表中，"—"表示以下几种情况之一：a. 零值或估计零值；b. 未检测；c. 微量；d. 不可计算。

菱角莲藕粥

材料

水发大米130克，莲藕70克，菱角肉85克，马蹄肉40克

调料

白糖3克

做法

❶ 大米洗净；菱角肉洗净，切块；马蹄肉洗净，切块；莲藕洗净，先切条，再切丁。

❷ 砂锅中注入适量清水烧开，倒入大米、马蹄肉、莲藕丁、菱角肉，拌匀，大火煮开后，转小火煮约40分钟，至食材熟透。

❸ 加入白糖，搅匀，至糖溶化后，关火。

❹ 盛出煮好的莲藕粥，装碗即可食用。

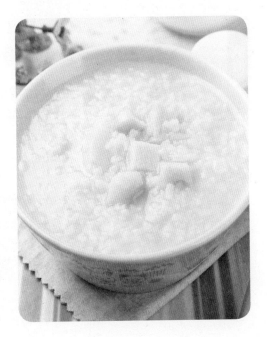

莲藕菱角排骨汤

材料

莲藕150克，排骨300克，菱角30克，胡萝卜80克，姜片、葱花各少许

调料

盐2克，鸡粉3克，胡椒粉、料酒各适量

做法

❶ 菱角去壳洗净对半切开；胡萝卜、莲藕洗净去皮切滚刀块；锅中注水烧开，加入洗净的排骨块、料酒，略煮片刻，余去血水，捞出装盘。

❷ 砂锅注水烧开，加入排骨，大火煮15分钟后倒入莲藕、胡萝卜、菱角，小火煮5分钟后放入姜片。

❸ 续煮25分钟至熟，加入盐、鸡粉、胡椒粉，拌匀盛出装碗，放上葱花即可。

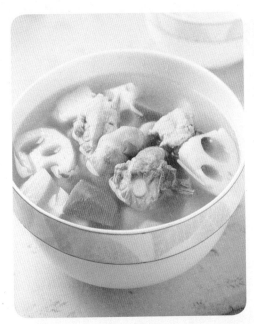

其他类

豆腐

防癌功效

《随息居饮食谱》记载："豆腐，以青、黄大豆，清泉细磨，生榨取浆，入锅点成后，软而活者胜。"豆腐由黄豆等豆子制成，故而丰富的豆固醇、异黄酮、酶蛋白抑制剂、皂苷等有抑癌作用的有效成分。据研究，豆腐有一定的降低乳腺癌、前列腺癌及血癌（白血病）等肿瘤的患病风险的功效。

防癌研究/资料

据《瑞典日报》报道，瑞典卡罗林斯卡医学院的研究人员发现，那些常吃豆制品的男子其前列腺癌发病率比不常吃的低26%。

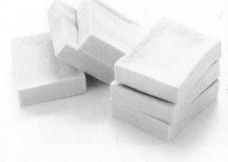

每100克含营养元素

营养元素	单位	参考含量
热量	千焦（kJ）	338.90
蛋白质	克（g）	8.1
脂肪	克（g）	3.7
膳食纤维	克（g）	0.4
碳水化合物	克（g）	3.8
维生素 A	微克（μg）	0
维生素 B_1	毫克（mg）	0.04
维生素 B_2	毫克（mg）	0.03
烟酸	毫克（mg）	0.2
维生素 C	毫克（mg）	—
维生素 E	毫克（mg）	2.71
钠	毫克（mg）	7.2
钙	毫克（mg）	164
铁	毫克（mg）	1.9

注 在上表中，"—"表示以下几种情况之一：a. 零值或估计零值；b. 未检测；c. 微量；d. 不可计算。

玉米拌豆腐

材料

玉米粒20克，豆腐70克

调料

白糖3克

做法

❶ 豆腐洗净切成丁；蒸锅注水烧开，放入装有备好的玉米粒和豆腐丁的盘子，用大火蒸30分钟至熟透。

❷ 揭盖，关火后取出蒸好的食材，备一空盘放入蒸熟的玉米粒、豆腐。

❸ 趁热撒上白糖即可食用。

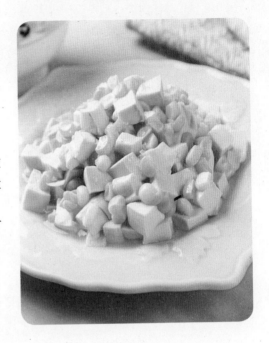

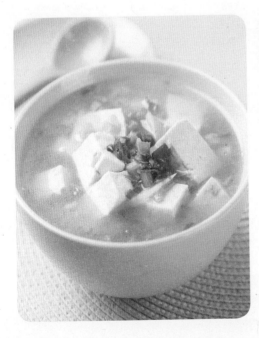

雪菜末豆腐汤

材料

豆腐块300克，雪菜末250克，姜片、葱花各少许

调料

鸡粉2克，食用油适量

做法

❶ 锅中注入适量食用油，烧至六成热，放入姜片。

❷ 倒入切好的雪菜末，翻炒均匀，注入清水，拌匀，煮沸，倒入切好的豆腐，加入鸡粉，搅拌均匀。

❸ 续煮约3分钟至食材熟透，搅拌均匀。

❹ 盛出煮好的汤料，装入碗中，撒上葱花即可。

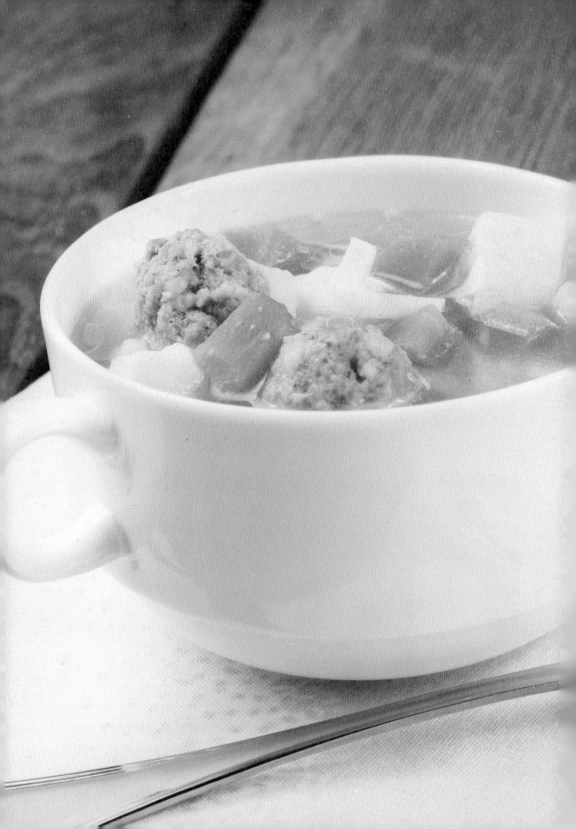

第三章

常见癌症的饮食调理

　　食疗与治病一样，若想取得比较好的疗效，当辨证论治、因人而异。在食疗的过程中，需要把握辨证施膳、因人施膳、因时施膳、因地施膳的原则，饮食与治病的关系，饮食是本，当患有某种疾病时，食治应为先。本章讨论的是十二种最常见癌症的不同饮食调理方案，包括宜食食物、忌食食物、推荐药膳和简易食疗方等，诸位可根据自身情况酌情参考选用。

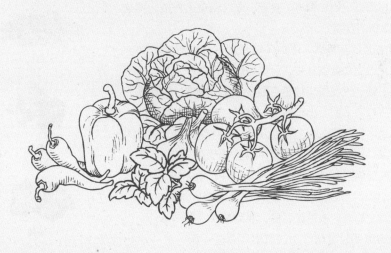

肺癌

🧰 简介

肺癌是全球发病率和死亡率增长最快，对人类健康和生命威胁最大的恶性肿瘤之一。近50年来许多国家都报道肺癌的发病率和死亡率均明显增高，男性肺癌发病率和死亡率均占所有恶性肿瘤的第一位，女性肺癌发病率占第二位，死亡率占第二位。肺癌的病因至今尚不完全明确，大量资料表明，长期大量吸烟与肺癌的发生有非常密切的关系。合理安排膳食，注意营养物质的均衡摄取，是防治肺癌和降低肺癌死亡率的有效途径之一。

✔ 宜吃食物

● 适宜选用可增强机体免疫功能，且有助药物抑制癌细胞作用的食物，诸如薏米、杏仁、菱角、薜荔果、海蜇、蛤蜊、海参、蚶、银耳、莲藕、梨、白果、丝瓜、芥菜、荞麦、无花果等。

薏米

● 肺癌患者有咳嗽、咯血等症状时，宜食有养阴润肺、止咳止血之功效的食物，例如杏仁、百合、莲子、马蹄、海蜇、藕、无花果、柿子、梨、山药、枇杷、银耳等。

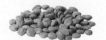

杏仁

● 肺癌患者术后会出现胸闷、气短、乏力、盗汗等症状，饮食当以补气养血为主，如山药、藕、红枣、鸭蛋、瘦肉、大白菜、桂圆、松子、苹果等都是不错的选择。

菱角

● 肺癌患者经过放疗后，易引起咽干口燥、咳嗽少痰等症状，饮食当以滋阴养血为主，可选食银鱼、蜂蜜、枸杞、杏仁露、鸭肉、核桃仁、橙、菠菜等。

海蜇

● 肺癌患者经过化疗后，可出现食欲不振、恶心呕吐、周身乏力等症状，甚至出现骨髓抑制、白细胞减少等，可适量多吃一些兼有健脾和补血作用的食物或菜肴，如木耳、红枣、蛋类、奶类、骨汤、鱼汤等。

海参

❌ 忌吃食物

- 忌食过于辛辣的食物，如朝天椒、花椒、胡椒等；忌食壮阳食物，如羊肉、狗肉等。
- 用木炭、煤炭、煤气等烧烤的食物含有致癌物质苯并芘，应避免食用。
- 若肺癌伴有咳嗽时，须忌食虾和蟹。

🍲 推荐药材

- **百合：**味甘，性微寒，有润肺止咳、养阴清热、清心安神的功效。
- **鱼腥草：**味辛，性微寒，有清热解毒、利尿排脓的功效。
- **麦冬：**味甘、微苦，性微寒，有养阴润肺、益胃生津、清心除烦的功效。

推荐食谱 百合马蹄莲子汤

材料

马蹄200克，百合100克，莲子25克

调料

盐适量

做法

❶ 将马蹄、百合、莲子分别洗净备用。

❷ 马蹄削皮，莲子去心，一起放入砂锅中，再放入百合，加水约1400毫升。

❸ 武火煮沸后，改文火煲约1小时。

❹ 调入适量盐拌匀即可。

‖ **功用详解** ‖

百合、马蹄同莲子一起煲汤，有较好的滋阴清热、化痰除烦的功效。此汤适用于肺癌属于邪热伤阴、痰结于肺所致者，症见咳嗽、口干、睡眠欠佳、舌红而干、脉细弱。

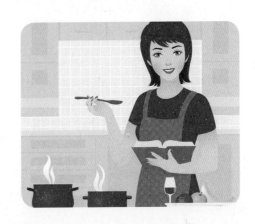

(推荐食谱) 鱼腥草麦冬海蜇汤

材料

海蜇皮120克，麦冬25克，鱼腥草45克，生姜3片

调料

盐适量

做法

❶ 海蜇皮、麦冬、鱼腥草、生姜均洗净。

❷ 海蜇皮浸泡一会儿后切丝，与其他材料一起放入砂锅中，加水1200毫升。

❸ 武火煲至沸腾后，改用文火煲一会儿。

❹ 加入适量盐拌匀即可。

‖ 功用详解 ‖

鱼腥草、麦冬与海蜇皮一起煲汤，适用于肺癌属于痰热壅肺者，症见咳嗽、咽干、痰黄稠，或咳吐脓血痰，伴发热口苦者。

其实，除了上面两道对症药膳，还有不少对肺癌患者有益的简易食疗方。患者可以根据自身状况，或在医生的指导下，酌情选食之。

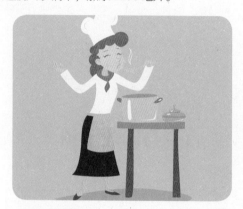

甘草雪梨煲猪肺

材料： 甘草9克，雪梨2个，猪肺约200克

调料： 冰糖少许

做法： 雪梨洗净，削皮，切块；猪肺洗净切成片，挤去泡沫，与甘草、雪梨同放砂锅内。加冰糖少许，再入清水适量，以文火熬煮3小时。

用法与功效： 每日1次。此方具有润肺除痰作用，适用于咳嗽不止者服食。

冰糖杏仁糊

材料： 甜杏仁15克，苦杏仁3克，粳米60克

调料： 冰糖适量

做法： 将甜杏仁和苦杏仁用清水泡软去皮，捣烂，加淘洗干净的粳米、清水及冰糖煮成稠粥。

用法与功效： 隔日1次。此方具有润肺祛痰、止咳平喘、润肠等功效。

白果红枣糯米粥

材料： 白果9克，红枣20个，糯米50克。

做法： 将白果、红枣、糯米洗净，加适量清水共同煮粥即成。

用法与功效： 早、晚空腹温服。此方有解毒消肿等作用。

冬瓜皮蚕豆汤

材料： 冬瓜皮70克，冬瓜子50克，蚕豆60克

调料： 盐适量

做法： 将上述食物放入锅内，加水3碗，煎至1碗，再加入适量盐拌匀即成，去渣后饮用。

用法与功效： 此方有除湿、利水、消肿的功效，适合肺癌有胸水者经常食用。

胃癌

🩺 简介

胃癌位列世界上最常见的癌症第四位。胃癌发病有明显的地域性差别，在我国的西北与东部沿海地区胃癌发病率比南方地区明显要高。胃癌的好发年龄在 50 岁以上，男女发病率之比为 2：1。早期胃癌经治疗后预后较好，而贲门癌与胃上 1/3 的近端胃癌比胃体及胃远端癌的预后要差。在众多的致癌因素中，饮食不当是最大的致癌诱因，然而通过合理改变饮食结构，可以明显降低胃癌的发病率。

✅ 宜吃食物

● 宜食用具有抗癌作用，且能和胃降逆、健脾益气的食物，如猕猴桃、无花果、沙丁鱼、蜂蜜、猴头菇、鲍鱼、海参、牡蛎、甲鱼、山药、扁豆、薏米、菱角、黄花菜、香菇、口蘑、淡菜、荠菜、莼菜、橘子、莲藕、银耳、石耳、卷心菜、芦笋、核桃、柿饼、玫瑰花等。

● 出现恶心、呕吐等症状时，可服用清淡流质饮食，如脱脂酸奶、豆浆、生姜茶、莲藕马蹄汁、莱菔子汁、绿豆汤、陈皮大枣饮等。

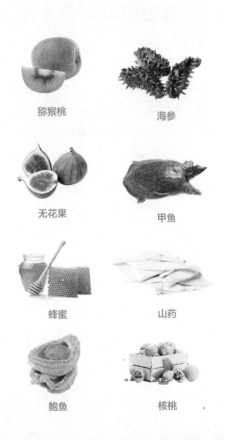

猕猴桃　　　　海参

无花果　　　　甲鱼

蜂蜜　　　　山药

鲍鱼　　　　核桃

✗ 忌吃食物

● 忌食肥腻生痰食品，如肥肉、肥鸡、各种甜食（含糖量较高的）、奶油、奶酪等；不能吃腐烂变质或者已经发生霉变的食物。

● 忌吃含盐量高的食物，例如腌制品。《食物、营养、身体活动和癌症预防》（2版）明确指出：咸的和盐腌渍的食物很可能会导致胃癌的发生。

🍲 推荐药材

● **藤梨根：** 味酸、涩，性凉，有清热解毒、祛风除湿、利尿止血的功效。

● **石斛：** 味甘，性微寒，有益胃生津、滋阴清热的功效。

● **石莲子：** 味甘、微苦，性平，有健脾止泻的功效。

推荐食谱 藤梨根石斛薏米汤

材料

藤梨根15克，石斛12克，薏米1杯，甘蔗汁少许

做法

❶ 薏米洗净，用清水浸泡2小时；藤梨根、石斛洗净后煎煮沸，去渣取汁备用。

❷ 薏米入锅加水煮至软，再倒入药汁，加入少许甘蔗汁调味，搅拌几下即可。

‖ 功用详解 ‖

藤梨根、石斛、薏米三者合而煮食，可用于胃癌症见胃阴不足之胃脘隐痛或灼痛、干呕呃逆、嘈杂似饥而饥不欲食、烦渴思饮等，亦可用于胃癌放、化疗期间食疗。

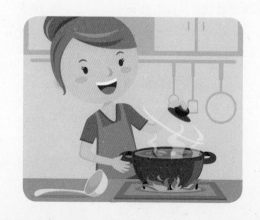

(推荐食谱) 石莲小米粥

材料

石莲子45克，山药45克，小米90克

材料

冰糖适量

做法

❶ 石莲子去硬壳，磨成粉，加少量清水调成糊状；山药洗净，削皮，切小块。

❷ 砂锅中注水，先倒入淘洗净的小米、山药煮30分钟，再倒入石莲子糊和冰糖，不间断地搅拌，煮至黏稠粥样即可食用。

‖ 功用详解 ‖

石莲子、山药、小米三者合而煮粥，有益气健脾、养胃和中的功效，为胃癌晚期症见不思饮食者的调理佳品。

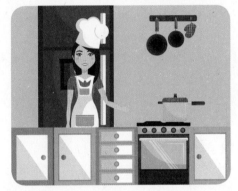

其实，除了上面两道对症药膳，还有不少对胃癌患者有益的简易食疗方。患者可以根据自身状况，或在医生的指导下，酌情选食之。

陈皮红枣饮

材料： 陈皮15克，红枣3枚

做法： 红枣洗净、去核，与陈皮共煎水即成。

用法与功效： 每日1次。此方有行气健脾、降逆止呕的功效，适宜胃癌症见虚寒呕吐者服用。

健脾六珍粉

材料： 芡实、茯苓、薏米、莲子肉、山药、扁豆各30克，糯米粉300克

做法： 将芡实、茯苓、薏米、莲子肉、山药、扁豆全部加工成粉末与糯米粉和匀即成。每日2~3次，每次6克，加糖调味，开水冲服，也可做糕点食用。

用法与功效： 此方健脾、止泻效果甚好，适用于胃癌康复期患者。

莴苣红枣饼

材料： 莴苣250克，红枣150克，面粉500克

做法： 莴苣洗净，去皮，切碎；红枣洗净，煮熟去核，捣成泥；将莴苣、红枣与面粉混和后做饼即成。

用法与功效： 当点心服用。胃癌伴大便稀薄或腹泻者可选用此方。

桂圆红枣花生汤

材料： 花生(带红衣)200克，红枣6枚，桂圆肉15克

做法： 红枣洗净、去核，与备好的花生、桂圆一起加水煮熟即可。

用法与功效： 每日1次。此方有养血补脾的功效，胃癌伴贫血明显者可用此方调理。

大肠癌

➕ 简介

大肠癌是指大肠黏膜上皮在环境或遗传等多种致癌因素作用下发生的恶性病变，是我国常见的恶性肿瘤之一，包括结肠癌和直肠癌。男性大肠癌发病率高于女性，男女之比为（3～2）：1。发病年龄在30～60岁之间。大肠癌病变部位发生在直肠及乙状结肠的占75%，其余依次为盲肠、升结肠、降结肠、脾曲和肝曲。大肠癌如能在早期发现、治疗，术后5年生存率可高达90%~95%（平均40%～60%）；而晚期患者中，5年生存率只有5%左右。从各个国家对于大肠癌的病因学研究结果来看，大肠癌发病中83%是由饮食及环境因素所决定的，其中饮食因素又至关重要。

✔ 宜吃食物

● 宜吃富含膳食纤维的新鲜蔬菜，如深绿色和十字花科蔬菜（豆瓣菜、甘蓝、芥菜、白萝卜等）；亦可多吃大豆制品、菌菇类、柑橘类水果、无花果、熟透的香蕉、麦芽及麦片等。

★注：若到大肠癌晚期，肠道变窄，就要控制膳食纤维的摄入，因为摄入过多的膳食纤维会造成肠梗阻。

● 癌症晚期或发生肠梗阻时，应给予易消化、细软的半流质食品，如小米粥、浓藕粉汤、大米粥、玉米面粥、蛋羹、豆腐脑等，这些食品能够减少对肠道的刺激，能较顺利地通过肠道，利于吸收。

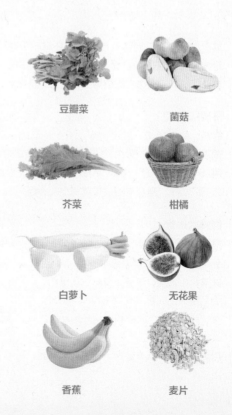

豆瓣菜　　　　　菌菇

芥菜　　　　　柑橘

白萝卜　　　　　无花果

香蕉　　　　　麦片

❌ 忌吃食物

- 慎吃辛辣助湿热之物，如葱、胡椒、花椒、桂皮等。
- 禁烟酒及烟熏、盐腌、油炸、粗糙不易消化的食物。
- 少吃红肉、加工肉制品、贝壳类、甜食等。
- 少吃或不吃富含饱和脂肪酸和胆固醇的食物，如猪油、牛油、鸡油、羊油、肥肉、动物内脏、鱼子、鱿鱼、墨鱼、鸡蛋黄以及棕榈油、椰子油等。

🍲 推荐药材

- **半枝莲：** 味辛、苦，性寒，有清热解毒、化瘀利尿的功效。
- **马齿苋：** 味酸，性寒，有清热利湿、凉血解毒的功效。
- **菱角：** 味甘，性凉，有健脾止泻、清热消暑、利尿通乳的功效。

推荐食谱 **半枝莲马齿苋鸽肉汤**

材料

鸽肉105克，半枝莲15克，金银花7克，生姜3片，马齿苋、黄芪各15克

调料

盐适量

做法

❶ 鸽肉洗净，去杂毛、内脏，斩块，余去血水；药材均洗净，稍加浸泡。

❷ 鸽肉与诸药材、生姜片一起放入砂锅中，加清水约1600毫升，大火煮至沸腾，改小火煮约90分钟，调入适量盐拌匀即可。

‖ **功用详解** ‖

半枝莲、马齿苋、黄芪合而为汤，有清肠解毒、散瘀止血的功效，适用于大肠癌见有黏液便或黏液脓性血便者，亦适用于大肠癌化疗或放疗后的辅助食疗。

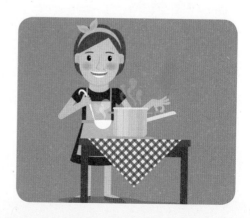

(推荐食谱) 红枣花生菱角糊

材料

红枣60克，花生仁(带红衣)45克，柿饼2~3个，菱角粉50克

调料

红糖适量

做法

❶ 红枣洗净，去核，捣成枣泥；花生仁捣烂成泥；柿饼去蒂后切成小粒。

❷ 将枣泥、花生泥、柿饼粒倒入锅中，加适量水，煮成浓稠状，再调入菱角粉，搅拌，煮一会儿成糊状。

❸ 调入适量红糖，待温后食用。

‖ 功用详解 ‖

红枣、花生仁、柿饼与菱角粉一同入馔，有养血补脾、止血止痢的功效，适用于肠癌症见下痢频数、不思饮食者。

其实，除了上面两道对症药膳，还有不少对大肠癌患者有益的简易食疗方。患者可以根据自身状况，或在医生的指导下，酌情选食之。

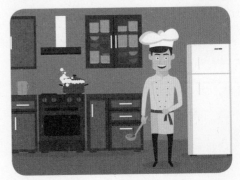

葱白粳米粥

材料：葱白3根，粳米60克

做法：葱白洗净，切段；粳米淘洗干净后，入锅中，加适量清水，用文火煮至粥成；粥熟后再加入葱白，再煮至沸即可。

用法与功效：每日1~2次。此方适合大肠癌化疗后患者服食。

蘑菇粥

材料：鲜蘑菇30克，红糯米30克

调料：盐适量

做法：材料洗净，加适量清水共煮粥，加盐调味。

用法与功效：空腹顿服。此方具有健中和胃的功效，适用于早期直肠癌患者，也可用于大肠癌患者术后调养。

生地香蕉汤

材料：熟香蕉2根，鲜生地30克

调料：冰糖适量

做法：先将生地切片煮沸10分钟，弃药渣。香蕉去皮，加冰糖适量，与生地水再煮，服水吃香蕉。

用法与功效：每日1次。此方适用于大肠癌见便血、大便秘结者。

菱角饭豆粳米粥

材料：老菱角300克，饭豆、粳米各适量

做法：老菱角洗净，连壳煮熟，用刀切去壳，剥出菱肉，研成细末；饭豆、粳米洗净，倒入锅内，加冷水约两大碗，用中火煮粥；经半小时许，粥已熟，将熟菱粉加冷开水调成糊，淋入煮沸的粥中。2分钟后，粥再沸滚。

用法与功效：此方适用肠癌术后身体虚弱者。

肝癌

➕ 简介

肝癌是指发生于肝脏的恶性肿瘤。如果是肝脏内的细胞所引发的癌症，称为原发性肝癌；若是肝外的癌细胞透过血液或其他途径扩散至肝脏引发的癌症，则称为转移性肝癌。原发性肝癌又可分为肝细胞癌和胆管细胞癌，其中约有95%属于肝细胞癌。一般所讲的肝癌都专指肝细胞癌。根据最新统计，全世界每年新发肝癌患者约60万，居恶性肿瘤的第五位。中国人肝癌的高发与饮食不当密切相关；肝癌的治疗与康复，亦与饮食有关。

✔ 宜吃食物

● 肝癌患者消耗大，平时应注意适当补充蛋白质、维生素、矿物质元素以补充能量。鸡蛋白、大豆及豆类制品、三文鱼、鲈鱼、鳜鱼、鲇鱼、鸽肉、胡萝卜、南瓜、菠菜、黄花菜等都是不错的选择，最重要的是饮食搭配要多样化。

● **宜多吃具有护肝作用的食物：**小米、脱脂酸奶、青苹果、梨、草莓、桑葚、海带、蚶、牡蛎、刺儿菜、蘑菇、刀豆、绿豆、蜂蜜等。

● 伴肝痛者宜吃金橘、橘饼、佛手、杨梅、山楂、慈姑、黄瓜等。

● 重型肝癌患者食欲差，腹胀明显，饮食应以流质、半流质为主，例如蔬菜汁、果汁、酸奶、鸡蛋羹、米粥等。

★注：肝癌患者还要注意遵循"平衡饮食，少食多餐"这个原则，这是因为：首先，随着肿瘤的不断增大，使得患者自身消耗较大；其次，肝癌患者消化吸收能力较差。因此，保证充足而均衡的营养供应对于肝癌患者的康复而言尤为重要。

三文鱼

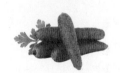

胡萝卜

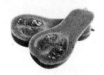

南瓜

菠菜

❌ 忌吃食物

- 应少食高脂肪及油腻食物。
- 严禁烟酒和辛辣刺激食物。
- 摄入高蛋白食物也要适当限制，以免增加肝脏负担，加重病情。
- 有出血倾向时，要慎食温热性食物，如羊肉、狗肉、胡椒等。
- 有腹腔积液时，要限制盐的摄入，尤忌盐腌食物。

🍲 推荐药材

- **白花蛇舌草**：味甘、淡，性凉，有清热解毒、利尿消肿、活血止痛的功效。
- **佛手柑**：味辛、苦、酸，性温，有疏肝理气、和胃止痛的功效。
- **八月札**：味甘，性寒，有疏肝理气、活血止痛、除烦利尿的功效。

推荐食谱 白花蛇舌草八月札鸡肝汤

材料

鸡肝250克，白花蛇舌草40克，八月札25克，柴胡9克，生姜3片

调料

盐适量

做法

❶ 白花蛇舌草、八月札、柴胡均洗净，用布包好；鸡肝洗净，切块。

❷ 将药包与鸡肝、生姜片一起放入砂锅内，加清水约2200毫升，大火煮沸后，改小火煲50分钟。

❸ 加入适量盐调味即可。

‖ 功用详解 ‖

白花蛇舌草、八月札、柴胡三药与鸡肝一同煲汤，有疏肝理气、抗癌止痛之功效，可用于肝癌之辅助治疗。

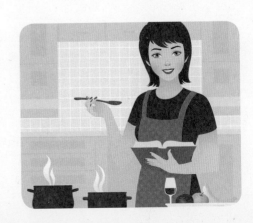

(推荐食谱) 佛手柑车前子鸽肉薏米粥

材料
净鸽肉300克，鲜佛手柑1~2个，车前子30克，绵茵陈20克，薏米100克

调料
盐少许

做法
❶ 净鸽肉洗净切块余水；其余材料均洗净去杂物，车前子和绵茵陈用布包好，入锅煎药汁。

❷ 薏米先入砂锅，加水。再倒入佛手柑、鸽肉，煮沸后改小火，熟烂后入药汁略煮片刻，加盐调味即可。

‖ 功用详解 ‖

佛手柑、车前子与绵茵陈搭配煮粥，适用于肝癌症见口干、纳呆、胁肋疼痛、腹胀腹水或伴有黄疸腹水者。

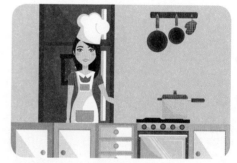

其实，除了上面两道对症药膳，还有不少对肝癌患者有益的简易食疗方。患者可以根据自身状况，或在医生的指导下，酌情选食之。

山药扁豆粥

材料： 山药80克，扁豆50克，粳米100克

做法： 山药洗净，去皮，切片；扁豆煮至半熟，加粳米、山药煮成粥。

用法与功效： 每日2次，早、晚餐食用。此方具有健脾化湿的功效，适用于晚期肝癌病人伴脾虚、泄泻等症。

藕汁炖鸡蛋

材料： 藕汁50毫升，鸡蛋1个

调料： 冰糖少许

做法： 鸡蛋打入碗中搅匀后加入藕汁及少许冰糖，搅拌均匀，稍蒸熟即可。

用法与功效： 此方具有止血、止痛、散瘀的功效，肝癌有出血者宜食之。

雪梨粥

材料： 雪梨2个，粳米100克

做法： 雪梨洗净，去核，切片，与粳米一同煮粥。

用法与功效： 此方有生津补液、健脾开胃的功效。此方适用于肝癌所致津液不足、厌食症等。

山药核桃羹

材料： 核桃仁20克，山药（干）30克

调料： 冰糖适量

做法： 核桃仁炒香；将核桃仁、山药（干）共研成细末；将适量清水倒入锅内，烧开后，再入核桃仁粉、山药粉、冰糖，不断搅拌，待冰糖溶化、羹浓稠即可。

用法与功效： 此方适用于肝癌术后体虚或放疗期间体虚乏力者。

食管癌

🩺 简介

食管癌是常见的消化道肿瘤，全世界每年约有 30 万人死于食管癌。其发病率和死亡率各国差异很大。食管癌发病年龄多在 40 岁以上，男性多于女性。但近年来 40 岁以下发病者有增长趋势。食管癌发病因素与饮食习惯及营养密切相关：①食用含较多亚硝胺类物质的食物；②钼、铁、锌、氟、硒等在饮食中含量偏低；③维生素A、维生素B$_2$、维生素C以及动物蛋白摄入不足；④食物过硬、过热，或进食过快，引起消化道炎症、创伤等。

✔ 宜吃食物

● 食管癌与其他癌症不同，不是食欲差，而是吞咽困难、不能进食，造成机体的消耗，所以应尽量多吃一些能顺利进入食管的食物，例如半流质食物和全流质食物。

① 半流质食物：肉松粥、汤面、馄饨、肉末、菜泥、小汤包等。

② 全流质食物：米汤、藕粉糊、牛乳、酸奶、豆浆、蔬菜汁、稀羹、果汁露、鲜橙汁、肉汤等。

● 必要时可做匀浆膳[1]、要素膳[2]及混合奶[3]等饮食。匀浆膳食的热量和营养要求可根据病情和个人的饮食习惯自行配制多种配方，原料可选择米饭、粥、面条、馒头、鸡蛋、鱼、虾、鸡肉、瘦肉、猪肝、白菜、胡萝卜、油菜、白萝卜、冬瓜、土豆，以及适量的牛奶、豆浆、豆腐、豆干等食品。

★注：

[1] 匀浆膳：匀浆膳是将正常人的饮食去刺、骨、皮后，用高速组织捣碎机搅成糊状，所含的营养成分与正常饮食相似。

汤面

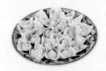

馄饨

肉末

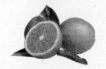

鲜橙汁

[2] 要素膳：要素膳又称化学配制膳，含有人体必需的各种营养素，经复水后可形成溶液或较稳定的悬浮液。

[3] 混合奶：混合奶是以牛奶为主，加上多种食品混合而成的流质膳食。

❌ 忌吃食物
- 禁烟酒，忌辛辣刺激性食物，如花椒、胡椒、八角、桂皮等。
- 忌烟熏、盐腌、烧烤、霉变食物或含亚硝胺类物质较多的食物。
- 忌坚硬、粗糙、不易消化的食物，亦不宜暴饮暴食。

推荐药材
- **石见穿**：味辛、苦，性平，有清热解毒、活血镇痛的功效。
- **芦根**：味甘，性寒，有清热、生津、除烦、止呕、利尿的功效。
- **菝葜**：味甘、酸，性平，有祛风利湿、解毒消痈的功效。

推荐食谱 芦根柿霜粥

材料
鲜芦根150克，猴头菇2朵，菝葜10克，柿霜15克，粳米90克

做法
❶ 鲜芦根洗净，切细段，加清水煮40分钟，去芦根，再入菝葜（布包），煎煮取汁。
❷ 猴头菇用清水浸软洗净后剪成小朵。
❸ 用药汁煮粳米，加猴头菇，熬煮成稀粥，溶入柿霜即可服食。

‖ 功用详解 ‖

芦根、菝葜、猴头菇、柿霜与粳米一起熬粥，有益胃养阴、除热生津的功效，适用于食管癌胃阴不足、阴虚内热，症见进食梗阻、形体消瘦、五心烦热者。

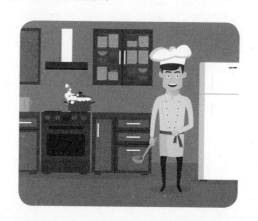

石见穿六味饮

(推荐食谱)

材料

石见穿15克，梨1个，马蹄50克，鲜藕40克，芦根20克，麦冬适量

做法

❶ 全部材料均洗净，梨、马蹄、鲜藕去皮切好后，与芦根一起榨汁。

❷ 石见穿入砂锅中熬药汁，待温后倒入鲜榨汁中，将汁与麦冬同装进炖盅内，隔水炖30分钟，喝汁即可。

‖ 功用详解 ‖

石见穿、梨、马蹄、鲜藕、芦根合而为饮，对食管癌症见热病伤阴而有烦渴、呕吐、咽部干燥、吞咽困难者有较好之功效。

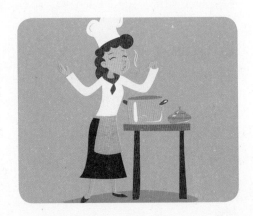

其实，除了上面两道对症药膳，还有不少对食管癌患者有益的简易食疗方。患者可以根据自身状况，或在医生的指导下，酌情选食之。

鲜芦根粥

材料： 鲜芦根30克，红米50克

做法： 以1600毫升的清水煎煮芦根，并取800毫升汤汁，加红米于汤汁中煮粥即可。

用法与功效： 此方有很好的清热生津的作用，适用于食管癌伴咽干、烦渴、吞咽困难等症者。

五汁饮

材料： 雪梨100克，马蹄、莲藕各50克，麦冬10克，芦根20克

做法： 将雪梨、马蹄、鲜藕洗净后去皮并切碎；麦冬洗净；芦根洗净，切小段；将以上材料混合后榨汁饮用即可。

用法与功效： 本方有清热解毒、生津止渴的功效，对于食管癌患者尤为有益。

鸡蛋藕汁菊花羹

材料： 鸡蛋1个，菊花5克，藕汁适量

调料： 陈醋少许

做法： 鸡蛋打散，与菊花、藕汁、陈醋调匀后，隔水蒸熟即成。

用法与功效： 每日1次。适用于食管癌伴咳嗽加重、呕吐明显者。

刀豆雪梨

材料： 雪梨1个，刀豆50克

调料： 红糖适量

做法： 将雪梨洗净挖去核，放满洗净的刀豆，再封盖好，连同剩余的刀豆同放碗中，入笼蒸1小时，拣去刀豆后即成。

用法与功效： 吃梨喝汤。此方有生津利咽、下气止呃的功效，适用于食管癌患者。

膀胱癌

✚ 简介

膀胱癌是指发生在膀胱黏膜上的恶性肿瘤，是泌尿系统最常见的恶性肿瘤，也是全身十大常见肿瘤之一。其中最常见的是膀胱尿路上皮癌，占膀胱癌患者总数的90% 以上。膀胱癌占我国泌尿生殖系统肿瘤发病率的第一位，而在西方其发病率仅次于前列腺癌，居第二位。膀胱癌可发生于任何年龄（甚至于儿童），其发病率随年龄增长而增加，高发年龄为 50 ~ 70 岁。男性膀胱癌发病率为女性的 3 ~ 4 倍。

✔ 宜吃食物

● 多饮水，每天可饮水 8 升以上（但切勿憋尿，有尿意必须及时排尿）。哈佛公共卫生学院研究人员发现，多喝水能够减少患膀胱癌的风险。

● 可选择有利尿或止血功效的食物，如西瓜、葡萄、梨、荠菜、赤小豆、白茅根、冬瓜、生地等。

● 多吃具有清热作用的食物，如马蹄、绿豆、番茄、黄瓜、苦瓜、海带等。

● 此外，牛奶也是膀胱癌患者食疗的不错选择。（注：《食物、营养、身体活动和癌症预防》（2版）指出：有限的证据提示，牛奶对膀胱癌具有预防作用。）

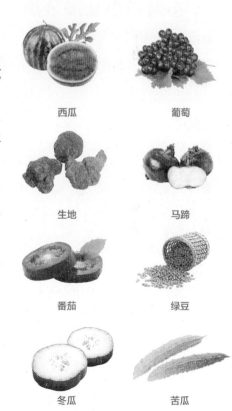

西瓜　　　　葡萄

生地　　　　马蹄

番茄　　　　绿豆

冬瓜　　　　苦瓜

❌ 忌吃食物

● 禁烟，忌食过酸、过辣等刺激性食物，如原醋、酸梅、胡椒、辣椒、烈酒等。

● 少喝咖啡，权威资料显示咖啡因能致膀胱颈收缩，而使膀胱产生痉挛性疼痛。（《食物、营养、身体活动和癌症预防》第 1 版报告发现，咖啡（每天喝 5 杯以上）可能是导致膀胱癌的原因之一，而第 2 版则无此叙述。）

🍲 推荐药材

● **赤小豆：** 味甘、酸，性平，有利水消肿、解毒排脓的功效。

● **小蓟：** 味甘、苦，性凉，有凉血止血、祛瘀消肿的功效。

● **猪苓：** 味甘、淡，性平，有利水渗湿的功效。

(推荐食谱) 小蓟赤小豆鲫鱼汤

材料

小蓟9克，藕节、白花蛇舌草各15克，赤小豆50克，鲫鱼1条

调料

盐适量

做法

❶ 小蓟、藕节、白花蛇舌草均洗净，放入砂锅中，加水煎煮取汁。鲫鱼宰杀，去鳞及内脏，洗净后，用小火煎至微黄。

❷ 将药汁、赤小豆（洗净、泡好）与鲫鱼一起放入砂锅内，再加适量水，大火煮沸后，改用小火煲约95分钟。

❸ 加适量盐调味即可。

‖ 功用详解 ‖

小蓟、藕节、白花蛇舌草与鲫鱼合而为汤，有凉血、止血、利尿之功效，适用于癌症证属热结下焦，见小便赤涩热痛、尿中见血（或尿血）、舌红苔黄、脉数者。

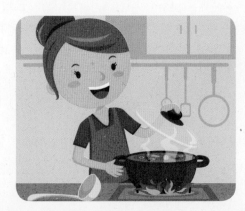

(推荐食谱) 猪苓茅根马齿苋猪肚汤

材料

猪苓(去皮)15克，茅根30克，鲜马齿苋105克，猪肚1个

调料

淀粉、盐各适量

做法

❶ 猪苓洗净；茅根洗净，切段；鲜马齿苋洗净切碎；猪肚洗净，用湿淀粉抹匀，抓捏多次，冲洗干净后切片，余水。

❷ 猪苓、茅根、鲜马齿苋与猪肚一起煲汤，煮至猪肚熟烂，加入适量盐和淀粉，饮汤并吃猪肚。

‖ 功用详解 ‖

猪苓、茅根、马齿苋与猪肚一起煲汤，适用于膀胱癌、肾癌等泌尿系统肿瘤证属下焦湿热、瘀毒热结，见小便黄赤或尿血夹瘀块、尿痛、排尿困难、腰腹疼痛、口干不欲饮。

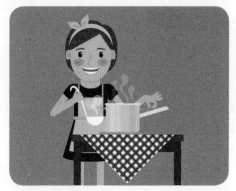

其实，除了上面两道对症药膳，还有不少对膀胱癌患者有益的简易食疗方。患者可以根据自身状况，或在医生的指导下，酌情选食之。

甘蔗茅根绿豆汤

材料：甘蔗250克（斩细块），白茅根80克（切小段），绿豆100克

做法：将甘蔗、白茅根用布包好，与绿豆加水同煮，至豆熟烂，去甘蔗和白茅根，饮汤食豆，亦可加适量冰糖调味。

用法与功效：此方适用于膀胱癌血尿明显者。

鸡内金赤小豆粥

材料：鸡内金15克，赤小豆30克，粳米50克

做法：鸡内金烘干后碾末；先煮赤小豆及粳米为粥，将熟时，放入鸡内金末，再煮至米熟即可。

用法与功效：可当早餐用之。此方有清热利湿、化瘀消积的功效，适用于膀胱癌并发尿路感染所致尿道疼痛、下腹作胀者。

葡萄鲜藕生地汁

材料：葡萄、鲜藕各80克，鲜生地60克

调料：白糖适量

做法：三者共榨汁，然后混合放入砂锅中煮沸，调入适量白糖温服。

用法与功效：本方可用于膀胱癌伴血尿、尿痛患者。

三苓粉

材料：白茯苓、猪苓各100克，土茯苓200克

做法：将白茯苓、猪苓、土茯苓分别拣杂，洗净切片，晒干或烘干，共研为细末，装瓶，防潮，备用。

用法与功效：每次10克，以温开水冲服，每日2次。本方适用于膀胱癌见尿血、尿黄、尿频等症，对膀胱乳头状上皮癌尤为适宜。

恶性淋巴瘤

🩺 简介

恶性淋巴瘤又称"淋巴癌"，是原发于淋巴结或其他淋巴组织的恶性肿瘤，是我国常见的十大恶性肿瘤之一。本病多见于中青年，男性患者多于女性。本病按其细胞成分的不同可分为非霍奇金淋巴瘤（NHL）和霍奇金淋巴瘤（HL）两类。其恶性程度不一，由淋巴组织细胞系统恶性增生所引起，多发生在淋巴结内。要预防恶性淋巴瘤，平时应多注意生活细节，适当锻炼身体，饮食方面也要注意。

✅ 宜吃食物

● 宜食有对抗或抑制恶性淋巴瘤作用的食物，如鱼油、鱼类、大蒜等。

★注：《食物、营养、身体活动和癌症预防》(2版)360页之<7.18.3.1.4 鱼>："多数研究显示鱼与癌症发生率的降低有非显著性关联……1项动物研究显示，鱼油可抑制淋巴和造血系统癌症的发生。"

● 淋巴结肿大宜食马蹄、核桃、芋头、荔枝、田螺、牡蛎等食物。

● 发热宜食豆腐渣、无花果、大麦、绿豆、苦瓜、节瓜、匏瓜、丝瓜、菱角等食物。

● 盗汗宜食山竹、桑葚、番石榴、高粱、燕麦、浮小麦、豆腐皮、石花菜等食物。

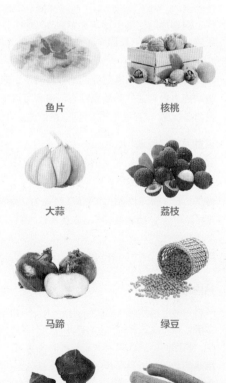

鱼片　核桃
大蒜　荔枝
马蹄　绿豆
田螺　丝瓜

❌ 忌吃食物

- 忌咖啡、浓茶等兴奋性饮料及烟酒。
- 忌食辛辣刺激、肥腻、油煎、霉变、腌制食物。
- 忌食羊肉、狗肉等大热之物。

🍲 推荐药材

- **夏枯草**：味辛、苦，性寒，有清火、明目、散结、消肿的功效。
- **海藻**：味苦、咸，性寒，有软坚散结、消痰、利水的功效。
- **慈姑**：味甘、苦，性凉，有凉血解毒、利尿祛湿、消除疲劳的功效。

推荐食谱 # 夏枯草川贝慈姑煲鲤鱼

材料

鲤鱼1条，夏枯草30克，慈姑20克，川贝10克

调料

料酒、盐、醋各适量

做法

❶ 鲤鱼洗净，去鳞、内脏。慈姑、夏枯草、川贝均洗净，用布包好。

❷ 将三味药包和鲤鱼一起放入锅中，加水适量，再入少许料酒，置武火上烧沸，移文火上炖约40分钟。

❸ 去药包，加适量盐和醋调味即可。

‖ **功用详解** ‖

夏枯草、慈姑、川贝与鲤鱼一起煲汤，有清热养阴、祛痰散结的功效，适用于恶性淋巴瘤见颈项痰结硬实、烦热口苦、盗汗不止者。

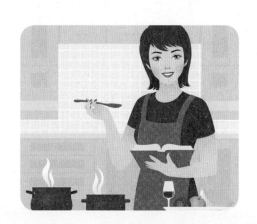

推荐食谱 夏枯草菱角肉焖乌鱼

材料

乌鱼1条，夏枯草20克，菱角肉90克，姜片、葱段各适量，食用油少许

调料

盐、黄酒各适量

做法

❶ 夏枯草洗净用布包好；菱角肉洗净；乌鱼斩下鱼尾和鱼头，去杂物洗净切片。

❷ 锅中注油烧热，用姜片擦锅，放入鱼头、鱼骨、鱼尾，小火慢煎至微黄后加水，再加入夏枯草和菱角肉，放入葱段，盖上锅盖，中小火焖煮。

❸ 焖到汤汁变白放入鱼片，小心拨散，放入盐调味并烹入黄酒，待熟后即可。

‖ 功用详解 ‖

夏枯草、菱角肉、乌鱼三者一起煲汤，有健脾抗癌、祛痰散结的功效，适用于恶性淋巴瘤症见痰结硬实、消瘦纳呆者。

其实，除了上面两道对症药膳，还有不少对恶性淋巴瘤患者有益的简易食疗方。患者可以根据自身状况，或在医生的指导下，酌情选食之。

桂圆红枣粥

材料： 桂圆肉20克，红枣5个，粳米100克

做法： 三者入砂锅，加适量水煮粥即可。

用法与功效： 此方适用于恶性淋巴瘤放、化疗后白细胞计算降低者。

佛手山楂汤

材料： 鲜佛手、鲜山楂各80克

做法： 二者共煮水，以之代茶饮。

用法与功效： 此方适用于恶性淋巴瘤化疗后胃纳不佳者。

番茄鸡蛋汤

材料： 番茄300克，鸡蛋2个，食用油适量

调料： 盐适量

做法： 鸡蛋打碎搅匀，番茄洗净后切块；先将番

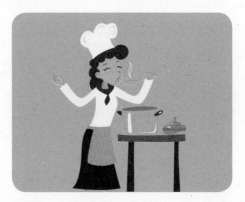

茄倒入热油锅中煸炒至五成熟，加入适量水，待水煮沸后慢慢倒入鸡蛋液，煮沸；加盐调味即可。

用法与功效： 此方适用于恶性淋巴瘤术后或放、化疗后体质虚弱、食欲不振、口干渴饮者。

菱角丝瓜汤

材料： 嫩菱角25个，丝瓜280克，食用油适量

调料： 盐、生粉各适量

做法： 将嫩菱角去壳，丝瓜去皮洗净切片；将油锅烧七分热，将丝瓜倒入，炒至呈翠绿色，盛入盘中；锅中加水，煮沸，倒入丝瓜、嫩菱角，煮10分钟，加盐调味，用生粉勾芡即成。

用法与功效： 此方适用于恶性淋巴瘤淋巴结肿大者。

乳腺癌

➕ 简介

目前乳腺癌已成为威胁女性身心健康的最常见肿瘤之一。权威资料显示，全国肿瘤登记地区乳腺癌发病率位居女性恶性肿瘤的第一位。中国不是乳腺癌的高发国家，但近年来乳腺癌发病率的增长速度却很快。以下是得乳腺癌的高危因素：①有乳腺癌家族史；②初潮年龄小于12岁；③超过55岁才停经；④从未生育，或超过35岁才生育；⑤胸部曾接受放射治疗；⑥偏好高脂肪食物者；⑦不喂母乳者。

✅ 宜吃食物

- 宜食海带、海藻、紫菜、牡蛎、蛤、芋头、芦笋等具有化痰软坚散结功能的食物（在烹调时多用蒸、煮、炖等方法）。
- 宜食用能增强机体免疫力的食物，如红薯、麦胚芽、马蹄、红枣、桑葚、猕猴桃、花椰菜、卷心菜、洋葱、莴笋、白萝卜、丝瓜、芦笋、南瓜、马兰头、大蒜、芋头、灵芝、香菇、绿茶、鸭肉、青鱼、虾皮等。
- 手术后，可给予益气养血、理气散结之品，如山药粉、糯米、薏米、菠菜、丝瓜、海带、泥鳅、鲫鱼、红枣、橘子、山楂等。
- 放疗时，宜食用甘凉滋润之品，如杏仁露、枇杷、梨、乌梅、香蕉、莲藕、马蹄、胡萝卜、海蜇等。

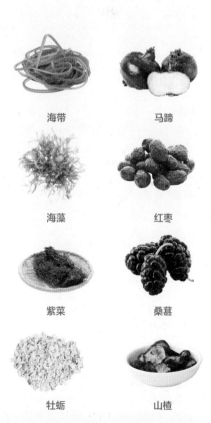

海带　　　　马蹄

海藻　　　　红枣

紫菜　　　　桑葚

牡蛎　　　　山楂

❌ 忌吃食物

- 忌油煎、霉变、腌制食物及辛辣刺激食物，少吃甜食。
- 忌红肉、甲鱼、蜂产品、蛋白粉、紫河车等富含雌激素或有助于雌激素合成的食物。
- 忌酒精类饮料。

★注：《食物、营养、身体活动和癌症预防》（2版）326页之<7.10.5.1 含酒精饮料>："含酒精饮料是绝经前期和绝经后期乳腺癌发生的原因之一的证据是充分的。"

- 忌高脂肪饮食。

★注：《食物、营养、身体活动和癌症预防》（2版）329页之<7.10.5.9 总的脂类（绝经后期）>"多数研究显示，增加脂类总摄入量可增加患乳腺癌的危险性。"

🧺 推荐药材

- **蒲公英：**味苦、甘，性寒，有清热解毒、消肿散结、利尿通淋的功效。
- **王不留行：**味苦，性平，有活血通经、下乳消肿的功效。
- **瓜蒌：**味甘、苦，性寒，有润肺、化痰、散结、润肠的功效。

推荐食谱 蒲公英栝楼浙贝鸭肉汤

材料

净鸭肉320克，蒲公英30克，浙贝、夏枯草、栝楼各20克

调料

盐适量

做法

❶净鸭肉洗净，切块；蒲公英、浙贝、夏枯草、栝楼均洗净，备用。

❷诸药材用布包好，与鸭肉一起放入砂锅内，加入1600毫升清水，大火煮沸后，改中小火煮约一个半小时。

❸加适量盐调味即可。

‖ 功用详解 ‖

蒲公英、浙贝、夏枯草、栝楼与净鸭肉一起煲汤，有清热解毒、散结消痈的功效，适用于乳腺癌患者乳房伴有肿块（肿块坚硬疼痛）、心烦易怒、大便干结、小便赤少者。

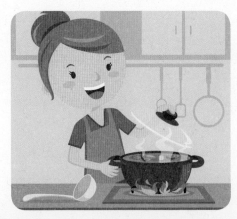

(推荐食谱) 王不留行石莲子糊

材料

王不留行10克，山楂肉15克，石莲子肉70克，甜橙1个

调料

冰糖适量

做法

❶ 王不留行放锅内，炒至大多数爆开白花，研末；甜橙切半，压榨取橙汁备用；石莲子肉研细末；山楂肉洗净。

❷ 山楂肉入锅，加适量水煮沸，30分钟后加入适量冰糖与鲜橙汁，拌匀，倒入石莲子粉和王不留行末，调糊，温服。

‖ **功用详解** ‖

王不留行、山楂肉、石莲子与甜橙合而为糊，有行气祛痰、活血止痛、消食开胃的功效，适用于乳腺癌患者见体质虚衰、脘腹胀满、乳房疼痛者。

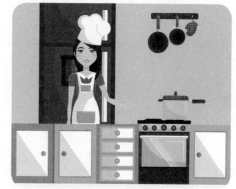

其实，除了上面两道对症药膳，还有不少对乳腺癌患者有益的简易食疗方。患者可以根据自身状况，或在医生的指导下，酌情选食之。

如见有乳房肿块，不痛不痒，皮色不变，质地坚硬，并见胸肋胀痛、串痛，情绪激动，月经常超前，可选用下方

材料：玫瑰花10克，茉莉花2克

做法：沸水冲泡，代茶频饮。

如出现乳房中肿块坚硬，局部皮肤粗糙呈橘皮状，或肿块溃烂、翻花，腋下淋巴结肿大，可选用下方

材料：海藻30克，水发海带丝50克

调料：盐适量

做法：将海带、海藻洗净，加适量水共煮，加入盐调味即可。

如出现食欲不振、面色苍白、气短乏力、头昏目眩等症状，可选用下方

材料：丝瓜250克，水发木耳30克，鸡蛋1个，食用油少许

调料：盐适量

做法：将丝瓜洗净，去皮，斜切片；木耳洗净，去蒂；鸡蛋打散；用油起锅，先将丝瓜、木耳煸炒，加清水500毫升，煮开后加入鸡蛋液，稍煮，加入适量盐调味后即可盛出。

鼻咽癌

🏥 简介

鼻咽癌为我国最常见的恶性肿瘤之一，多见于我国南方诸省。男性发病率为女性的 2 ~ 3 倍，30 ~ 50 岁是高发年龄区。除遗传因素外，鼻咽癌的发生与 EB 病毒（人类疱疹病毒）也有密切关系，还可能与多种化学致癌物质有关。此外，维生素缺乏、性激素失调等均可以改变黏膜对致癌物的敏感性。鼻咽癌预后因疾病分期的不同而差异巨大：Ⅰ期病人综合治疗 5 年生存率可达 95%，而Ⅳ期病人则仅为 35%，早发现、早治疗是关键。

✅ 宜吃食物

- 宜食具有增强机体免疫力的食物，如薏米、甜杏仁、菱角、牡蛎、海蜇、黄鱼、蚶、海参、茯苓、山药、红枣、四季豆、香菇、核桃等。
- 经常口含话梅、橄榄、青梅、无花果等，可刺激唾液分泌，减轻咽部干燥症状。此外，也可选用绿茶、果汁、绿豆汤等具有生津润燥功效的饮料。
- 多食非淀粉类蔬菜和柑橘类水果。

★注：《食物、营养、身体活动和癌症预防》（2版）278页之<7.2.5.1 非淀粉类蔬菜>："对绿色蔬菜进行了4项病例–对照研究。腌制蔬菜不在此类研究范围之内。几乎所有研究结果都显示，增加非淀粉类蔬菜的摄入量可降低鼻咽癌发生的危险性。"278页之<7.2.5.2 水果>："研究表明，柑橘类水果中的某些成分可能会直接抑制EB细胞（人类疱疹病毒）的激活。"

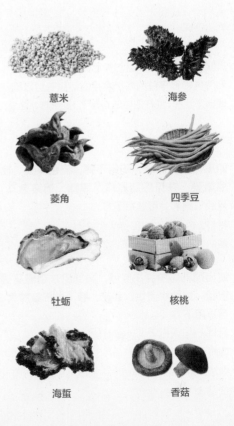

薏米　　　　　　　海参

菱角　　　　　　　四季豆

牡蛎　　　　　　　核桃

海蜇　　　　　　　香菇

❌ 忌吃食物

● 少食用咸、熏、烤、腌制品，尤其是广式咸鱼。

★注：《食物、营养、身体活动和癌症预防》（2版）278页之<7.2.5.3 广东类型咸鱼>：

"来自一些病例-对照研究的证据比较一致，并显示广东类型咸鱼与鼻咽癌的发生危险性呈剂量-反应关系。也有一些合理的作用机制方面的证据。广东类型咸鱼很可能是鼻咽癌发生的原因之一。"

● 戒烟酒，忌食辛辣、刺激的食物。

● 不宜进食过于干燥、粗糙的食物。

🍲 推荐药材

● **石上柏：** 味甘，性平，有清热解毒、祛风除湿、止血的功效。

● **罗汉果：** 味甘，性凉，有清热润肺、滑肠通便的功效。

● **葵树子：** 味甘、涩，性平，有抗癌的功效。

推荐食谱 双石天花粉绿豆汤

材料

石上柏20克，石斛、天花粉各12克，生地15克，绿豆120克

调料

冰糖适量

做法

❶ 石斛、石上柏、生地均洗净，用布包好。

❷ 绿豆入砂锅，加水，入药包，共煮至豆粒开花，再取出药包。

❸ 加入适量冰糖，稍煮后冲入天花粉，待温后分次服用。

‖ **功用详解** ‖

石上柏、石斛、天花粉、生地、绿豆合而为汤，适用于鼻咽癌流涕、流血、头痛或放疗后口干燥等症。

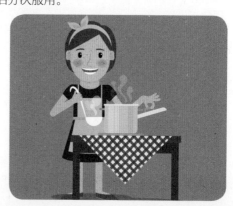

白花蛇舌草罗汉果鸭肉汤

推荐食谱

材料

净鸭肉200克，罗汉果3个，白花蛇舌草40克，蜜枣2个，金银花适量

调料

盐适量

做法

❶ 罗汉果洗净后敲碎；白花蛇舌草、蜜枣、金银花均洗净；净鸭肉斩块。

❷ 将罗汉果、白花蛇舌草、金银花用布包好，与蜜枣、鸭肉一起放入砂锅中。

❸ 加适量清水煮至沸腾后，改中小火煲煮约一个半小时，加适量盐调味即可。

‖ 功用详解 ‖

此食疗方有清热解毒、散结消肿之功效，适用于鼻咽癌见鼻涕带血、耳内胀闷、鼻咽红肿充血、肿物表面粗糙或溃烂（触之即出血）、颈淋巴结肿大等。

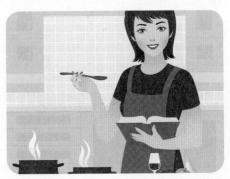

其实，除了上面两道对症药膳，还有不少对鼻咽癌患者有益的简易食疗方。患者可以根据自身状况，或在医生的指导下，酌情选食之。

山药莲子薏米汤

材料： 山药35克，莲子（去心）、薏米各30克

调料： 白糖少许

做法： 三种食材共入砂锅，加适量水，慢火炖熟，加少许白糖调味。

用法与功效： 每日1次，连服15天。此方有健脾益气、清心安神的功效，适用于各期鼻咽癌属脾虚者，有健脾益气之功效。

养津七味饮

材料： 雪梨干、芦根各50克，天花粉、玄参、荠菜各25克，生地黄15克，杭白菊20克

做法： 上述材料同煎去渣取汁。

用法与功效： 每日1次，分2次温服。此方有滋阴生津的作用，适用于鼻咽癌有津液亏损、口舌干燥者。

桂圆蔬果饮

材料： 桂圆肉50克，葡萄、鲜藕各80克

做法： 将葡萄与鲜藕分别榨汁，等量混合成鲜果汁；桂圆肉以温水洗净。

用法与功效： 先细嚼桂圆肉，再饮鲜果汁，顺便咽下桂圆肉，每日数次。此方有助于改善鼻咽癌放疗后咽干等症状。

马蹄豆浆饮

材料： 马蹄90克，生豆浆250毫升

调料： 白糖适量

做法： 马蹄用水洗净，去皮，沸水烫约1分钟后再捣烂，以洁净纱布绞汁；生豆浆放在锅内烧沸，掺入马蹄汁，煮沸后倒入碗中，加白糖搅匀即成。

用法与功效： 此方有润肺养胃的功效，适用于鼻咽癌放疗后口干少津者。

宫颈癌

➕ 简介

宫颈癌是世界上位列女性第二位最常见的癌症。宫颈癌主要有两种类型，为鳞状细胞癌（约占80%）和腺癌，偶尔会发生混合型癌症，兼具这两种类型的特征。一般认为，人乳头瘤病毒（HPV）感染、多重性伴侣、太年轻发生性经验、抽烟、长期使用避孕药，是患子宫颈癌的危险因子。其中高危型人乳头瘤病毒（HPV）持续感染是宫颈癌的主要危险因素。90%以上的宫颈癌患者伴有高危型人乳头瘤病毒（HPV）感染。宫颈癌患者的平均发病年龄，各国、各地报道也有差异，我国宫颈癌发病年龄以40～50岁为居多，60～70岁又有一个高峰期出现，20岁以前则少见。

✅ 宜吃食物

● 宜吃具有理气、活血、防止感染的食物，诸如上海青、芹菜、马兰头、紫菜、蘑菇、石耳、赤小豆、绿豆、山楂、柑橘、白果、陈皮、橘饼等。

● 适量食用胡萝卜。

★注：《食物、营养、身体活动和癌症预防》(2版)40页之<7.13.5.1 胡萝卜>："共计对胡萝卜进行5项病例－对照研究和1项生态学研究。全部病例－对照研究显示，与胡萝卜摄入量最低组比较，摄入量最高组可降低其宫颈癌的危险性，其中3项研究有统计学上的显著性。"

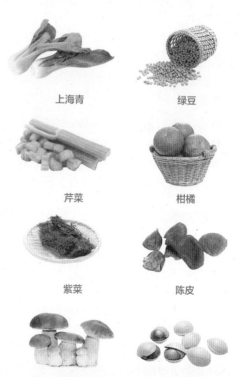

上海青　　绿豆

芹菜　　柑橘

紫菜　　陈皮

蘑菇　　白果

❌ 忌吃食物

- 忌酒及辛辣刺激性食物。
- 忌肥腻、油煎、霉变、腌制食物。
- 忌羊肉、狗肉等温热性食物。

🍲 推荐药材

- **马鞭草：** 味苦，性凉，有活血散瘀、截疟、解毒、利水消肿的功效。
- **墓头回：** 味苦，微酸、涩，性凉，有清热燥湿、止血、止带、截疟的功效。
- **蒲黄：** 味甘，性平，有止血、化瘀、通淋的功效。

⟮推荐食谱⟯ 马鞭草墓头回苦瓜煲鳗鱼

材料

马鞭草20克，墓头回12克，苦瓜120克，鳗鱼1条

调料

盐适量

做法

❶ 鳗鱼宰杀，去内脏，切段，放入开水锅中氽一下，捞出，用清水洗净。

❷ 马鞭草、墓头回均洗净，用布包好；苦瓜洗净，去子、瓤，切块。

❸ 将药包、苦瓜、鳗鱼一起放入砂锅内，加入适量清水，煮约35分钟，去药包，加入盐调味即可。

‖ **功用详解** ‖

此食疗方有清热解毒、利水消肿、止带止痒之功，适用于宫颈癌等女性生殖系统癌症，症见带下赤白相杂、淋漓不断、气味腥臭、小腹疼痛、外阴瘙痒、失眠多梦、小便黄赤等。

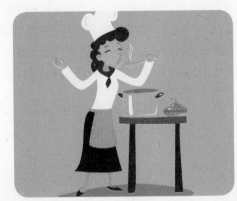

(推荐食谱) 蒲黄白花蛇舌草鸭肉汤

材料

蒲黄9克，土茯苓40克，红枣3个，净鸭肉50克，白花蛇舌草30克

调料

盐适量

做法

❶ 蒲黄用布包好；白花蛇舌草、土茯苓、红枣均洗净；净鸭肉斩块，去皮。

❷ 将诸药与净鸭肉一起入砂锅，加清水2000毫升，先用大火煮至沸腾，然后改中小火煲约70分钟。

❸ 去药包，加盐调味即可。

‖ 功用详解 ‖

此食疗方有清热解毒、凉血止血、利尿祛湿之效，适用于宫颈癌症见白带增多、黏稠而夹血、气味腥臭、月经量多、经期延长、腹痛、小便短赤、尿频尿急等症。

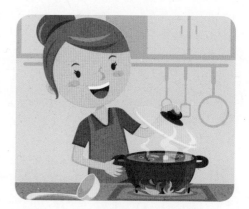

其实，除了上面两道对症药膳，还有不少对宫颈癌患者有益的简易食疗方。患者可以根据自身状况，或在医生的指导下，酌情选食之。

薏米芡实冬瓜汤

材料： 薏米、芡实各50克，排骨100克，冬瓜400克

调料： 盐适量

做法： 先将薏米、芡实洗净，用清水浸泡1小时；排骨斩件，冬瓜切块；将薏米、芡实、排骨放入砂锅中用中火煮1小时左右，然后放入冬瓜再煮半小时，加入盐，调味即可食用。

用法与功效： 此方有很好的健脾利湿的功效，适用于宫颈癌证属湿毒内阻，见局部有溃疡或坏死、渗流黄臭液体、小腹坠胀，进食减少者。

黄芪粥

材料： 黄芪、生薏米各30克，赤小豆15克，鸡内金9克，金橘饼2枚，糯米30克。

做法： 将黄芪、生薏米、赤小豆、鸡内金、糯米分别洗净备用；以水1000毫升煮黄芪30分钟，去渣留汁；放入生薏米、赤小豆煮30分钟；再放入鸡内金和糯米，煮熟成粥。

用法与功效： 分2次早晚服用。服后嚼金橘饼1枚，每日服1次。本方是著名老中医岳美中自创的"复方黄芪粥"，滋补健脾之力较佳（若外感发热者慎用），尤适用于中晚期宫颈癌或术后、化疗后之患者，症见体倦乏力、面色苍白、气短、纳呆、舌淡、苔薄白、脉沉细者。

前列腺癌

➕ 简介

前列腺癌是指发生在前列腺的上皮性恶性肿瘤，病理类型包括腺癌、导管腺癌、尿路上皮癌、鳞状细胞癌、腺鳞癌。其中前列腺腺癌占95%以上，因此，通常我们所说的前列腺癌就是指前列腺腺癌。其位居我国男性恶性肿瘤发病率的第六位，且发病率随着年龄的增长而增长，本病发病高峰年龄是70～80岁。家族遗传型前列腺癌患者发病年龄稍早。前列腺癌的发生与遗传因素、性活动、饮食习惯（如高脂肪饮食）等有关。

✅ 宜吃食物

● 宜食豆类（如黄豆、绿豆、黑豆、红豆等）及豆类制品（如豆腐、豆腐皮等）。

★注：《食物、营养、身体活动和癌症预防》（2版）344页之<7.14.5.1 豆类（包括大豆及其制品）>："有限的证据显示，豆类摄入量可降低前列腺癌的危险性。"

● 宜食富含硒元素的食物，如蘑菇、小麦胚芽、大蒜、银杏、芦笋、芝麻及海产品等。

★注：《食物、营养、身体活动和癌症预防》（2版）345页之<7.14.5.5 含硒食物>：含硒的食物很可能的对前列腺癌具有预防作用。"

● 宜食含番茄红素的天然食物，如番茄、圣女果、南瓜、柿子、芒果、葡萄柚等。

★注：《食物、营养、身体活动和癌症预防》（2版）345页之<7.14.5.6 含番茄红素的食物>："含番茄红素的食物很可能的对前列腺癌具有预防作用。"

● 宜食富含维生素E的蔬果粮豆，如芝麻、核桃仁、猕猴桃、豌豆、燕麦片、莴苣等。

★注：《食物、营养、身体活动和癌症预防》（2版）346页之<7.14.5.8 含维生素E的食物>："有限的证据提示，含维生素E的食物对前列腺癌具有预防作用。"

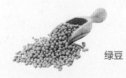 绿豆
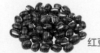 红豆
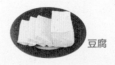 豆腐
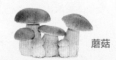 蘑菇

❌ 忌吃食物

- 忌食脂肪含量高的食物。
- 忌食加工肉类。
- 少喝牛奶，少吃乳制品。

★注：《食物、营养、身体活动和癌症预防》（2版）344页之<7.14.5.3 牛乳及乳制品>：
"有限的证据提示，牛乳及乳制品是前列腺癌发生的原因之一。"

- 忌高钙膳食。

★注：《食物、营养、身体活动和癌症预防》（2版）344~345页之<7.14.5.4 高钙膳食
>："高钙膳食很可能是前列腺癌发生的原因之一。"

🍲 推荐药材

- **车前子：**味甘，性微寒，有清热利尿、渗湿通淋、明目、祛痰的功效。
- **白茅根：**味甘，性寒，有凉血止血、清热利尿的功效。
- **石韦：**味甘、苦，微寒，有利尿通淋、清热止血的功效。

推荐食谱 车前子玉米须番茄汤

材料

车前子20克，玉米须40克，生甘草10克，番茄150克

调料

盐适量

做法

❶ 番茄洗净，去蒂，切大块。

❷ 诸药均洗净，车前子用布包好，与玉米须、生甘草一同入药罐，加适量清水煎煮至沸，改小火微煮后，去药渣取汁。

❸ 将药汁与番茄块一起煮汤喝，加入适量盐调味即可。

‖ **功用详解** ‖

车前子、玉米须、生甘草与番茄合而为汤，适用于湿热型前列腺癌，症见腰痛、小腹疼痛、小便点滴不畅、尿道灼热、口苦口黏等。

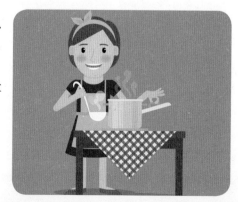

推荐食谱 白茅根南瓜子赤小豆汤

材料

白茅根60克，南瓜子40克，石韦9克，赤小豆20克

调料

盐适量

做法

❶ 白茅根、南瓜子、石韦、赤小豆均洗净。

❷ 南瓜子捣烂，与白茅根、石韦一起煎煮，取药汁。

❸ 将药汁与洗净的赤小豆一同倒入锅中，熬煮至熟，加适量盐调味即可。

‖ 功用详解 ‖

白茅根、南瓜子、石韦、赤小豆合而为汤，有清热利湿、凉血止血的功效，适用于前列腺癌症见腰痛、小便点滴不畅、尿道灼热刺痛、口苦口黏腻、排尿困难或见血尿等。

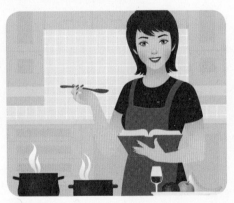

其实，除了上面两道对症药膳，还有不少对前列腺癌患者有益的简易食疗方。患者可以根据自身状况，或在医生的指导下，酌情选食之。

无花果玉米须饮

材料： 干无花果30克，玉米须15克

做法： 上述材料加入适量清水煮约30分钟，放凉后饮用水服。

用法与功效： 每天1剂，代茶饮。此方适用于湿热型前列腺癌。

绿豆车前子汤

材料： 绿豆70克，车前子25克

做法： 将车前子用细纱布包好；绿豆淘洗干净，与车前子同置锅中，加水烧开，然后改用小火煮至豆熟烂；捞出车前子，即可饮用。

用法与功效： 此方有清热利尿的功效，适用于前列腺癌、膀胱癌等患者。

车前子薏米粥

材料： 车前子(炒)10克，核桃仁3个，薏米30克

做法： 核桃仁、车前子与薏米加水煮成粥，待温饮服。

用法与功效： 每天1次，连服10~15天。此方适用于湿热型前列腺癌。

鲜绿豆芽汁

材料： 鲜绿豆芽500克

调料： 白糖适量

做法： 鲜绿豆芽洗净，以干净纱布绞挤取汁，加白糖调匀，代茶饮用。

用法与功效： 此方有清热导赤的功效，适用于前列腺癌患者。

白血病

➕ 简介

感染白血病，亦称作血癌，是一类造血干细胞恶性克隆性疾病。白血病的精确病因目前还在研究中，其可能的原因有：暴露在放射线中、接触致癌物质和其他细胞内遗传物质的变异。另外，病毒感染也可能导致白血病。全球范围内，白血病在儿科恶性肿瘤的发病率位居第一位，它的死亡率在导致儿童及 35 岁以下成年人死亡的恶性肿瘤中排首位。据报道，我国各地区白血病的发病率在各种肿瘤中居第六位。在过去 30 年中，白血病患者存活率提高了 1 倍，但其绝对数值依然相当低。

✅ 宜吃食物

● 宜摄入蛋白质含量较高的食物，特别是多选用一些质量好、消化与吸收率高的植物性蛋白，其中又以豆类蛋白质为佳，如豆腐、豆腐脑、豆腐干、豆腐皮、豆浆等。另外，鱼类也是不错的良好蛋白质的来源。

● 宜进食维生素含量丰富的食物，尤其是水果和非淀粉类蔬菜。

临床资料证明，恶性肿瘤患者中有 70% ~ 90% 的人体内有不同程度的维生素缺乏现象。

● 宜摄入含铁质丰富的食物。

白血病的主要表现之一是贫血，所以在药物治疗的同时，鼓励病人经常食用一些富含铁的食物，如动物肝脏、豌豆、黑豆、绿色蔬菜、红枣、红糖、木耳等。

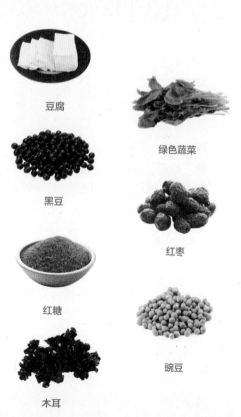

豆腐

绿色蔬菜

黑豆

红枣

红糖

豌豆

木耳

❌ 忌吃食物

- 忌咖啡、浓茶等刺激性饮料，忌酒。
- 忌辣椒（辣味较浓烈的那种，甜椒不在此列）、胡椒、芥末等辛辣之物。
- 忌狗肉、羊肉、鹿茸、紫河车（胎盘）等热性补品。

🍲 推荐药材

- **青黛：** 味咸，性寒，有清热解毒、凉血、定惊的功效。
- **紫草：** 味甘、咸，性寒，有凉血、活血、解毒透疹的功效。
- **羊蹄草：** 味苦，性凉，有清热解毒、散瘀消肿的功效。

推荐食谱 百合干地黄紫草粥

材料

百合30克，干地黄20克，紫草9克，粳米50克

调料

蜂蜜适量

做法

❶ 将百合、紫草、粳米均洗净。

❷ 干地黄加水浸泡30分钟，与紫草一起煎水，去渣取汁。

❸ 将地黄紫草汁、百合、粳米同放锅内，加水煮粥至熟，加蜂蜜调味服用。

‖ 功用详解 ‖

此食疗方有养阴清热、补中除烦、凉血安神的作用，适用于白血病属于阴虚血热者，症见神疲乏力、午后潮热、五心烦热、心烦失眠、贫血、食欲不振等。

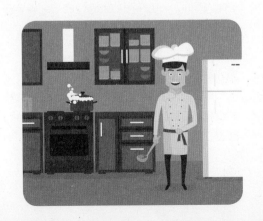

推荐食谱 灵芝青黛鸡蛋汤

材料

灵芝15克，青黛粉6克，鸡蛋2个，红枣3个

做法

❶ 灵芝、红枣均洗净；将红枣去核、灵芝切片，青黛粉用布包好。

❷ 用清水两碗煮青黛粉（包）至剩一碗时，去药后略过滤，取汁。

❸ 药汁入砂锅内，放灵芝、红枣，打入鸡蛋再煮熟（可调入少许食盐），吃蛋喝汤。

‖ 功用详解 ‖

药理研究初步表明，青黛中所含有的靛玉红有破坏白血病细胞的作用。青黛粉与灵芝、红枣、鸡蛋一起煮汤，适用于急性早幼粒细胞白血病的辅助治疗。

其实，除了上面两道对症药膳，还有不少对白血病患者有益的简易食疗方。患者可以根据自身状况，或在医生的指导下，酌情选食之。

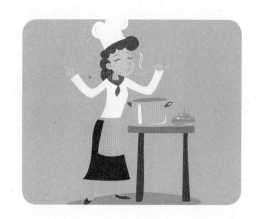

坚果赤小豆粥

材料： 花生、栗子、赤小豆各25克，白果9克

调料： 白糖少许

做法： 四者洗净加水共煮烂，加少许白糖拌匀后食用。

用法与功效： 每日1次。此方适用于白血病有少量出血、贫血、体力不支者。

胡萝卜马蹄脊骨汤

材料： 胡萝卜260克，马蹄160克，猪脊骨250克

调料： 盐适量

做法： 胡萝卜洗净切块；马蹄去皮洗净，对半切开；猪脊骨洗净，斩件；全部材料放入砂锅内，加水用大火煮沸，再用中火煲2小时左右，加入适量盐调味即可。

用法与功效： 此方有滋阴润燥的功效，适用于白血病及其他肿瘤证属阴津不足、口干咽燥、低热、心烦失眠者。

天冬鸭肉粥

材料： 天冬25克，净鸭肉100克，粳米120克

调料： 盐少许

做法： 将天冬切斜条，煎取浓汁，去渣；净鸭肉切好，加入粳米、天冬汁及适量清水共煮成粥；加入盐少许，调匀后即可食用。

用法与功效： 此方有滋阴润肺、生津止渴的功效，适用于白血病症见阴虚有热者。

附录

癌症不同治疗阶段的饮食注意

放疗后

放疗就是用高能放射线杀死癌细胞，属于局部治疗。所以不同部位接受的放疗，就有不同的不良反应或副作用。

腹部经放疗后，部分患者的胃肠功能会受到影响，常伴有恶心、呕吐、食欲不振等症状。

这个时候，家属就要注意，不能像以前一样还是一日三餐，可以考虑让患者少食多餐。因为经过腹部放疗后，患者胃口差，消化功能也不好，所以一次进食量不多，所吸收的营养也少。

再者，食物的色、香、味要合理搭配，以提振患者的食欲。比如往白米粥里加些山楂、姜汁等，有一定的开胃作用。

其次就是饮食要清淡、少油、易消化，半流质饮食和／或少渣饮食都是不错的选择。

在这个时候就要尽量少吃或不吃高纤维的食物，而较黏腻的食物（如糯米类食品）及寒凉之品（西瓜、冰激凌等）也都是要远离的。

头颈部或胸部肿瘤患者放疗时，会有口干、咽痛、食管炎等不良反应或副作用（因放射线损伤了唾液腺及黏膜而引起）。

这个时候，饭菜都不宜吃得太热，以免再次损伤黏膜，雪上加霜。可以适量喝些蔬果汁缓解口干、咽痛等症状，如将梨子、马蹄等清利咽喉之品榨汁喝，收效甚好。若是情况属于较为严重者，可以在饭前含漱、含服或吞咽少量的利多卡因溶液，然后再吃东西，这样，疼痛感会明显减轻。

此外，放疗还会引起骨髓抑制而导致白细胞和血小板下降等，所以这个时候就需要注意加强营养。光吃蔬菜是不行的，要适量地多吃些鸡鸭鱼肉，建议以无刺或少刺的鱼类为佳。一些含铁较为丰富的食物也是不错的选择。

化疗后

化疗，顾名思义就是用化学药物（抗肿瘤药）进行治疗，属于全身治疗。化疗期间，药物在杀伤肿瘤细胞的同时，难免会使正常的细胞受到一定损害，产生相应的毒副反应。在化疗期间最常见的不良反应或副作用就是血细胞减少，以白细胞为主和消化道出现毒性反应（主要症状为恶心、呕吐、食欲不振等）。

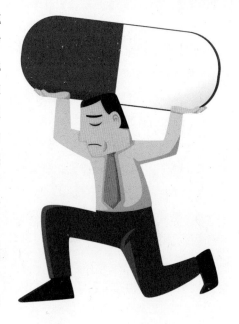

经过化疗后，在饮食方面应该注意以下几点：

多酸甜，少苦辣。化疗后，病人对甜味和酸味的感觉较弱，对苦味则较为敏感，所以应该适当增强酸甜食物。化疗后身体较虚弱，宜选择营养丰富且易于消化的食物。

宜吃蒸、煮、炖食物，少吃油炸食物。化疗对胃的影响较大，耗伤阴津，饮食上以家常清淡口味为佳。菜肴上，可以荤素搭配；主食上，可以粗细搭配，但不宜食用油腻、麻辣、易上火和腌制的食物。

多吃维生素含量高的新鲜蔬菜和水果。这类食物不但可以提高抵抗力，而且还可增加食欲。有些病人认为应忌食生、冷食物，但对水果、蔬菜类应视情况对待。

这里要特别提出来的是，不少患者在化疗期间，呕吐相当剧烈。若是过于频繁，则需要停药，并给予止呕药。饮食方面，家属可给患者以流质或半流质饮食，如稀饭、清汤、粥等。

让患者少食多餐。根据患者进食和呕吐的情况，适当地补充水分，如蔬果汁、糖水、盐水等。而且，患者要尽可能地坐起来进食、喝水（最好有家属的陪同），吃完饮毕，30 分钟后再卧床。

手术后

癌症患者术后饮食调养的一般原则是"三高"，即高热量、高蛋白、高维生素，并充分利用各种途径使患者获得充足的营养。

具体饮食方案如下：

①先从流质饮食开始，再逐渐向半流质饮食、软饭、普通饭食过渡。

②患者在术后开始进餐时，最好先采用少食多餐的方式逐渐过渡到正常餐次，以最大限度满足患者所需营养。

③根据患者癌症的发生部位及实施手术的部位，结合患者的具体情况，再进行相应的饮食调节。

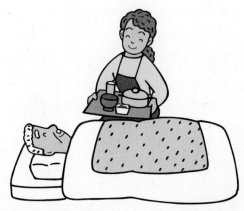

腹部以外部位肿瘤病人手术后的饮食

患有腹部以外部位肿瘤的病人，其于术后的饮食调养应根据手术的大小、麻醉方法，以及病人对麻醉的反应来决定手术后开始进食的时间。若手术较小，一般不引起或很少引起全身反应的病人，术后即可进食。手术较大或手术时施行全身麻醉的病人，手术后可能有较短时间的食欲减退及消化功能暂时性减弱或抑制，一般进食量较少，应在术后一段时间内给予静脉内营养以补充暂时性营养不足。随着食欲及消化功能的恢复，可根据病人的具体情况给予流质或半流质膳食，如软饭菜等。

消化道肿瘤病人手术后的饮食

患有消化道肿瘤的病人，手术后须禁食2～3天，此期应由静脉内输入液体。输入的液体内应含有碳水化合物、无机盐和维生素等，以维持病人手术后禁食期内的营养。手术后3～4天，待肛门排气后，消化功能开始恢复，可以进食少量清流质膳食。此后，根据病人恢复情况可逐渐改为一般流质膳食。5～6天以后可改为少渣半流质膳食。如手术创面恢复较好，手术后10天左右即可吃软饭。直肠及肛门肿瘤病人手术后亦须禁食2～3天，以后根据病人具体情况逐步采用清流质、流质及少渣半流质膳食。应尽量限制富含纤维的食物，以减少大便次数和保护伤口。